LABORATOIRE DE LA CLINIQUE OBSTÉTRICALE

ÉTUDE ANATOMIQUE

D'UN

MONSTRE SYMÉLIEN

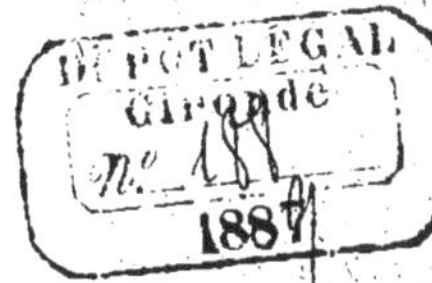

PAR

J. LABOUGLE
Aide d'Anatomie
à la Faculté de Médecine de Bordeaux
Interne des Hôpitaux.

P.-C. RÉGNIER
Lauréat des Hôpitaux
et de la Faculté de Médecine de Bordeaux
Interne des Hôpitaux.

MÉMOIRE COURONNÉ
PAR LA SOCIÉTÉ D'ANATOMIE ET DE PHYSIOLOGIE
DE BORDEAUX

BORDEAUX
G. GOUNOUILHOU, IMPRIMEUR DE LA FACULTÉ DE MÉDECINE
11 — RUE GUIRAUDE — 11

1889

ÉTUDE ANATOMIQUE

D'UN MONSTRE SYMÉLIEN

LABORATOIRE DE LA CLINIQUE OBSTÉTRICALE

ÉTUDE ANATOMIQUE

D'UN

MONSTRE SYMÉLIEN

PAR

J. LABOUGLE
Aide d'Anatomie
à la Faculté de Médecine de Bordeaux
Interne des Hôpitaux.

P.-C. RÉGNIER
Lauréat des Hôpitaux
et de la Faculté de Médecine de Bordeaux
Interne des Hôpitaux.

MÉMOIRE COURONNÉ
PAR LA SOCIÉTÉ D'ANATOMIE ET DE PHYSIOLOGIE
DE BORDEAUX

BORDEAUX
G. GOUNOUILHOU, IMPRIMEUR DE LA FACULTÉ DE MÉDECINE
11 — RUE GUIRAUDE — 11
1889

LABORATOIRE DE LA CLINIQUE OBSTÉTRICALE

ÉTUDE ANATOMIQUE

D'UN MONSTRE SYMÉLIEN

Notre but principal, en écrivant ce travail, a été de présenter une étude anatomique exacte, basée sur une observation rigoureuse des faits. Nous avons, en effet, pensé que la rareté — vraiment trop grande — des dissections de monstres syméliens nous faisait un devoir de recueillir au passage cette observation, — qu'avec une extrême obligeance, voulut bien nous confier M. le professeur Moussous — et d'en donner une description aussi détaillée que possible. Les anomalies que nous avons rencontrées au cours de cette dissection, et qui éloignent, sur quelques points, le sujet de cette étude du type classique admis par Geoffroy Saint-Hilaire, ont été pour nous un motif de plus pour livrer à la publication ce travail.

Sans nous borner strictement à une énumération des faits observés, nous avons cru bon aussi d'exposer sommairement l'état de la question sur l'origine de la symélie et sur les diverses particularités anormales qui accompagnent toujours cet état tératologique. Au milieu des difficultés que ces problèmes présentent, avec le peu d'éléments dont on dispose pour fonder des explications absolues, définitives, les théories sont timides et se voient souvent obligées de ne s'étayer que sur des hypothèses. En abordant quelquefois le terrain de la critique, nous n'avons pas eu la prétention de trancher un procès pendant ou d'éclairer des questions obscures; nous avons surtout voulu mettre en relief les parties les plus importantes du sujet que nous avions à traiter.

Restant avant tout observateurs, nous nous sommes conformés au précepte du grand Cruveilhier : « Ce qui nous importe, en anatomie pathologique, comme en anatomie normale, comme en physiologie, en thérapeutique, ce sont des faits bien observés, des faits-types. Tant mieux, s'il y en a un grand nombre; mais le nombre n'est rien à côté de la qualité [1]. »

[1] *Anat. path. générale.* 1849, t. I, p. 4.

I

Considérations historiques.

La symélie, bien définie pour la première fois par Isidore Geoffroy Saint-Hilaire, est restée confondue, jusqu'au commencement de ce siècle, avec toutes les autres curiosités tératologiques.

Nulle part, dans les livres hippocratiques, il n'est fait mention d'une classification des monstres basée sur les modifications anatomiques survenues dans l'évolution formatrice. Les différentes monstruosités, assurément fort peu connues à cette époque, étaient considérées comme autant de cas particuliers, sans caractères communs, permettant de constituer des groupes, qu'une théorie unique, mais véritablement scientifique, avait la prétention d'expliquer tous.

On lit, en effet, dans le *Traité de la nature de l'enfant*, le passage suivant :

« Les enfants deviennent estropiés de cette manière : » Quand, dans la matrice, il y a étroitesse à la partie où, » en effet, s'est produit l'estropiement, il est inévitable » que le corps, se mouvant en lieu étroit, soit estropié » en cette partie. C'est ainsi que les arbres qui, dans la » terre, n'ont pas assez d'espace ou sont gênés par une » pierre ou par tout autre chose, deviennent tortus en » grandissant ou bien gros en un point et petits en un » autre. L'enfant en éprouvera autant lorsque, dans la » matrice, une portion est relativement trop étroite pour » la partie correspondante de l'enfant. »

Il est impossible de conclure, de ces simples lignes, à la connaissance chez les anciens de la symélie, c'est à dire d'une monstruosité essentiellement caractérisée « par la réunion ou la fusion médiane de deux membres d'une même paire, avec absence plus ou moins considérable de l'un et de l'autre membres réunis. » (Geoffroy Saint-Hilaire.)

Toutefois, il est intéressant de rappeler que la pensée d'expliquer un certain nombre d'anomalies par des faits de compression n'est pas nouvelle. Elle s'est produite dans l'antiquité et elle a reparu de nos jours. Cruveilhier, qui s'en est fait un des plus grands défenseurs, a souvent insisté sur le fait des pressions extérieures, déterminant chez l'embryon non seulement des déviations congénitales, mais aussi des soudures, comme la symélie.

Ces idées rationnelles des philosophes de Cos sont loin de se retrouver chez tous les écrivains qui nous ont laissé des descriptions de monstres. Du reste, ces études toutes superficielles étaient plutôt du domaine religieux que du domaine scientifique.

L'idée qui domine, dans tous les temps, après Hippocrate, c'est l'idée du merveilleux, qui a inspiré les ouvrages de certains auteurs du XVIe siècle, notamment Lycosthènes, Boaistuaud, Ambroise Paré. Ce dernier, dans son traité des *Monstres et Prodiges,* fait une large part au surnaturel, admettant comme causes de monstruosités d'abord la gloire de Dieu, puis son « ire. » Il emprunte des arguments et des exemples aussi bien aux livres apocalyptiques qu'à Esdras le Prophète, à saint Paul et à saint Augustin. Cependant, si A. Paré subit l'influence de la crédulité qui a donné naissance aux descriptions fantaisistes de Lycosthènes, de Claude de Tesserand, il sort parfois du domaine de l'imagination pour entrer dans celui de la réalité :

« L'angustie ou petitesse de la matrice;

» L'assiette indécente de la mère, comme estant grosse, s'est tenue trop longuement assise, les cuisses croisées ou serrées contre le ventre, »

sont pour lui autant de causes mécaniques de certaines monstruosités.

A ce propos, on trouve dans l'édition de ses œuvres de 1573 la description d'un monstre ayant des pieds de griffon, qui, suivant l'opinion de Cruveilhier, pourrait bien se rapprocher des syméliens actuels. L'œuvre de A. Paré dont ses admirateurs ont cru avoir le plus à rougir est cependant, de l'avis de Malgaigne, un des livres les plus curieux et les plus intéressants du XVIe siècle.

On peut s'étonner à bon droit de retrouver dans cet ouvrage des figures de montres absolument hors nature; mais si parfois, entraîné par l'esprit de son époque, il a emprunté sans discernement dans les recueils de prodiges publiés de son temps, on y retrouve cependant le bon sens, la saine observation et la science qui frappent dans tous ses écrits. L'intérêt qu'offre encore cet ouvrage pour la tératologie explique comment il est resté le plus apprécié jusqu'au moment où Buffon a établi la première classification des monstres.

Pour cet auteur, les anomalies pouvaient se ranger sous deux chefs : anomalies par défaut; anomalies par excès.

Il est facile d'entrevoir l'impossibilité de placer la symélie dans cette division; aussi, allons-nous énumérer une série d'observations sur des monstruosités syméliques que les anatomistes n'avaient même pas essayé de classer.

Dès 1754, on retrouve une étude de Boerhaave sur un enfant « dont la partie inférieure du corps est monstrueuse ».

En 1803, Sachsse publie également une étude sur le même sujet. Pour la première fois, Dieckerhoff, frappé de la disposition des membres inférieurs, emploie l'expression de *monopodie* pour titre de sa thèse inaugurale, éditée à Halle en 1819 et ayant pour sujet un monstre présentant une ressemblance absolue avec les syméliens de Geoffroy Saint-Hilaire.

Meckel, en 1826, donnait l'histoire la plus complète qui eût encore paru sur les monstres syméliens; mais il employait lui-même, dans son mémoire, le nom de *monopodie* et de *sirenenbildung*.

L'année suivante, Maier publiait sa dissertation inaugurale *De Fœtu monopodio* (Tubingen, 1827). Chez le monstre symélien décrit par cet auteur, les membres paraissent n'avoir été confondus que jusqu'aux genoux, tandis qu'ils le sont toujours jusqu'aux pieds chez les vrais symèles.

Jusqu'à ce moment, les auteurs étaient unanimes à désigner ces différentes anomalies sous le nom de *monopodes* ou *monopèdes*, nom donné souvent aussi à des monstres privés d'un de leurs membres inférieurs et n'ayant plus, par conséquent, qu'un seul pied. Très exact à l'égard de ces derniers, le nom de *monopodes* ne pouvait convenir à des êtres caractérisés non par l'existence d'un seul membre inférieur, mais, ce qui est tout différent, par la réunion de leurs membres et qui ont le plus souvent deux pieds ou n'en ont aucun.

Déterminé par ces motifs, Lévy employa pour la première fois, dans sa dissertation inaugurale, le nom de *sympode*, qui est plus exact, sans l'être encore complètement (*De Sympodio seu monstruositate sireniformi.* Th. inaug. Hauniæ, 1833).

Citons enfin, pour être complets, les différentes thèses ou les mémoires publiés à cette époque sur la question par Schwitzer (1829), Behn (1827), Kœhler (1831), Naudin, Lenoir, etc.

C'est alors que la discussion se limita à deux savants français, I. Geoffroy Saint-Hilaire et Cruveilhier.

Le premier publiait en 1832 son *Traité de Tératologie*, dans lequel il établit d'une façon distincte la famille des Symèliens; puis, dans cette famille, il distingue trois genres :

GENRE Ier. — *Symèles :* Les deux membres abdominaux réunis, presque complets, terminés par un pied double dont la plante est tournée en avant.

GENRE IIe. — *Uromèles :* Les deux membres abdominaux réunis, très incomplets, terminés par un pied simple, presque toujours imparfait, et dont la plante est tournée en avant.

GENRE IIIe. — *Sirenomèles :* Les deux membres abdominaux réunis, extrêmement incomplets, terminés en moignon ou en pointe, sans pied distinct.

Disons, d'ores et déjà, que le sujet de notre étude se rapproche surtout du premier genre de G. Saint-Hilaire, des Symèles; mais il nous est permis de faire remarquer qu'il existe cependant des différences notables, différences qu'il sera permis d'apprécier après le développement anatomique que nous allons en faire.

C'est pourquoi nous croirons pouvoir, en terminant,

poser la question de classification et chercher si le monstre que nous allons décrire, se rapprochant de celui de Maier, ne pourrait constituer un nouveau genre offrant des anomalies moindres que celles des autres Syméliens et qu'on pourrait, par suite, placer en tête de la famille.

Dans son *Traité d'Anatomie pathologique*, paru en 1840, Cruveilhier préfère à la dénomination de *symélie* celle moins rigoureuse, mais plus pittoresque, plus expressive, à son avis, de *monopodie* ou de *sirénie.*

Disons que les auteurs qui ont suivi, ne se laissant pas séduire par les raisons de Cruveilhier, ont adopté la classification de Geoffroy Saint-Hilaire.

Dans cette sirénie, Cruveilhier admet trois degrés, correspondant aux genres Symèles, Uromèles, Sirenomèles.

Le premier degré consiste dans ce qu'il appelle l'adhésion superficielle : membres inférieurs distincts, mais réunis ou contigus; dix orteils.

Le deuxième a trait à l'adhésion avec fusion, sans disparition des parties : un seul membre inférieur terminé par neuf orteils.

Le troisième se rapporte à l'adhésion avec fusion et disparition de certaines parties (orteils, os du tarse, même partie inférieure de la jambe).

Le premier est le seul qui ici nous intéresse; examinons les exemples qu'il en donne :

« Le cas représenté... peut être considéré comme le
» type de la sirénie superficielle; les membres inférieurs
» sont réunis sous le même tégument, mais distincts l'un
» de l'autre..... Les fémurs, les péronés et les tibias
» des deux membres sont parfaitement distincts. Il en
» est de même des orteils, des métatarsiens, des os

» du tarse, à l'exception des calcanéums, qui sont confondus. »

Ce premier degré correspond bien, comme le dit Cruveilhier, au genre Symèle de G. Saint-Hilaire; il n'y a là qu'une différence de mots. Aussi, le sujet dont nous avons entrepris l'étude ne peut-il entrer dans cette classification plutôt que dans la première.

Depuis les travaux de ces deux éminents tératologistes, les auteurs ont décrit succinctement, de loin en loin, des cas de monstruosités, qu'ils ont fait entrer, tant bien que mal, dans les genres de la famille des Syméliens. La nomenclature linéenne de Geoffroy Saint-Hilaire, admise par tous, n'a pas été discutée. C'est là un point sur lequel nous reviendrons, après avoir exposé l'étude anatomique de notre sujet (1).

(1) Après I. Geoffroy Saint-Hilaire, la tératologie entre dans une voie plus scientifique. Aussi, avons-nous pensé qu'il valait mieux, pour éviter des répétitions, réserver la suite de ce résumé historique et ne l'exposer que dans le chapitre consacré aux critiques des théories actuelles.

II

Description anatomique.

Dans l'étude du sujet qui nous occupe, nous avons cru devoir faire une large part à la description anatomique, souvent négligée par les auteurs. Il nous a paru intéressant de passer en revue chaque organe en particulier, mais nous avons insisté plus spécialement sur les anomalies du système musculaire et du système osseux du membre inférieur. Plusieurs particularités que nous signalerons chemin faisant nous permettront d'établir que le symélien, objet de cette étude, ne peut entrer exactement dans aucun des genres de la classification donnée par Geoffroy Saint-Hilaire et admise par ses successeurs.

Mensurations. — Le monstre symèle (né à huit mois) pèse 2,300 grammes.

Longueur totale........................	41 centim.
Longueur prise du sinciput à l'ombilic...	23 —
Longueur prise de l'ombilic au talon.....	18 —

La tête offre les dimensions suivantes :

Diamètre occip.-mentonnier............	11 centim.
Diamètre occip.-frontal................	9 —
Diamètre sous-occip.-bregmatique.......	82 millim.
Diamètre bipariétal.....................	72 —
Diamètre bitemporal....................	65 —

Les dimensions respectives du bassin et des différents segments du membre inférieur seront fournies avec la description plus complète de ces parties.

Aspect général du fœtus. — Le fœtus ne présente pas, à proprement parler, les déformations décrites ordinairement par les auteurs. Dans leur ensemble, les membres inférieurs ont subi une déviation accentuée de droite à gauche, en même temps qu'une flexion sur le bassin. Mais il est à noter que leur union porte simplement sur les segments fémoraux. Les deux pieds sont nettement distincts; de plus, le segment jambier ne présente aucune trace d'accolement ou de fusion. En outre, l'inversion des pieds n'est pas aussi complète qu'il est habituel de la décrire. D'autre part, le simple palper permet de constater qu'il n'y a pas fusion des segments osseux fémoraux; ils sont simplement réunis par les parties molles.

Membres inférieurs. — Le membre inférieur droit présente une longueur de quinze centimètres. Il a subi un mouvement de rotation de 90° environ. De sorte que la rotule regarde directement en dehors. Le pied du même côté a subi autour de son axe antéro-postérieur un mouvement de rotation tel que la région plantaire regarde en dedans en même temps qu'elle s'incurve sur elle-même. Le bord externe du petit orteil offre un appendice de consistance mollasse, véritable kyste ayant l'aspect d'un doigt surajouté. Ce pied offre trois centimètres dans sa plus grande largeur.

Le membre inférieur gauche accuse une longueur de treize centimètres seulement. Il a subi un mouvement de rotation analogue à celui du membre inférieur droit. L'angle est normal au niveau de l'articulation tibio-tarsienne. Le pied n'a pas subi de rotation autour de son axe antéro-postérieur. Il présente des déformations caractéristiques sur lesquelles nous reviendrons dans l'étude du squelette.

Les plis des aines manquent totalement. Deux rides sur la peau paraissent pourtant indiquer leur direction. Au point de jonction de ces deux rides, sur le tablier musculaire constitué par l'union des muscles postéro-internes des cuisses, se trouve une petite dépression circulaire d'un centimètre de profondeur et destiné à recevoir un petit appendice lenticulaire réuni à la paroi par un pédicule. Il n'existe pas de trace de perforation. Il paraît occuper la place des organes génitaux externes qui font complètement défaut.

La partie postérieure n'offre rien de particulier à noter, à part la réunion et la flexion des membres précedemment décrites. Le sillon interfessier n'existe pas, les fesses étant complètement fusionnées sur la ligne médiane; il n'existe pas d'orifice anal.

Dissection. — La dissection de la paroi abdominale ne nous offre rien à signaler; la peau, le tissu cellulaire sous-cutané, les muscles ont leur aspect normal.

Au niveau de l'orifice inférieur du canal inguinal, se trouvent de chaque côté les testicules accolés à la peau et au tissu cellulaire sous-cutané; nous aurons l'occasion de revenir sur leur description.

A l'ouverture de la cavité abdominale, nous constatons que le foie a le volume qu'il a normalement chez le fœtus de huit mois. L'intestin offre à étudier des particularités intéressantes, il présente dans sa masse une transposition générale. Le gros intestin est distendu par du méconium ; son diamètre est d'environ deux centimètres.

Le cœcum, d'un centimètre de longueur, est logé dans l'hypocondre droit, en rapport avec la face inférieure et particulièrement le bord postérieur du foie. Il s'abouche à angle droit avec l'intestin grêle. L'appendice iléo-cœcal est absolument normal. Sa longueur est de vingt-cinq millimètres. La partie du gros intestin qui fait suite au cœcum se dirige transversalement de droite à gauche; elle est en rapport immédiat avec le bord tranchant du foie. Au niveau du sillon longitudinal de cet organe qu'il soulève, il côtoie la grande courbure de l'estomac; comme dans la profondeur de l'hypocondre gauche, il décrit au niveau du bord interne de la rate un angle droit et descend dans le flanc gauche.

Au niveau de la crête iliaque, le gros intestin se replie et remonte parallèlement à lui-même jusqu'au niveau de l'angle qu'il vient de décrire : il descend alors de nouveau sous la forme d'un énorme tube dirigé obliquement dans la cavité abdominale et décrivant avec l'arc transverse un angle aigu à sinus dirigé en bas et à droite. Cet angle englobe toute la masse de l'intestin grêle. Arrivé à trois centimètres de sa terminaison, il forme un gros boudin cylindrique de deux centimètres de longueur occupant toute la cavité du petit bassin, s'appuyant sur la colonne vertébrale et le sacrum et directement en rapport avec la paroi abdominale; c'est très certainement le rectum qui se termine par un cul-de-sac; il n'existe par conséquent point d'anus. Cette extrémité terminale est retenue à la colonne vertébrale par un repli du péritoine, un véritable méso-rectum.

L'intestin grêle ne présente rien à noter; l'estomac occupe sa situation habituelle.

L'appareil urinaire fait totalement défaut. A la place des reins, se trouvent deux organes glandulaires, compris dans un dédoublement du fascia propria. A droite, l'un de ces corps est complètement recouvert par le lobe droit du foie; il présente une longueur de quatre centimètres sur une largeur de vingt-cinq millimètres. Une veine volumineuse, partant de cet organe, se jette à angle droit dans la veine cave inférieure. Du côté gauche, le corps analogue recouvert en partie par le lobe gauche du foie est en rapport en dedans avec la rate et en avant avec le côlon. Une veine, d'une longueur plus grande que celle de droite, la relie également à la veine cave inférieure. Ces corps, assez adhérents au diaphragme, ont une forme ovoïde à petite extrémité inférieure; ils sont sillonnés par un grand nombre de veinules, qui forment par trois troncs principaux les veines déjà signalées. Ils sont entourés d'une capsule se détachant facilement et laissant à nu une sorte de pulpe grisâtre dont on fait sortir par la pression une liqueur visqueuse sanguinolente. La situation de ces glandes, leur structure macroscopique doivent nous les faire considérer comme les capsules surrénales relativement augmentées de volume, ce qui est normal chez un fœtus de cet âge. On ne trouve aucune trace ni des uretères, ni de la vessie. C'est un point sur lequel nous reviendrons dans l'observation obstétricale.

Le testicule, muni de sa vaginale, très adhérent à la peau, se trouve logé dans la région correspondant au pli de l'aine. Celui de droite est pourvu de veines spermatiques volumineuses allant se jeter à différents niveaux dans la veine cave inférieure. Il en est d'autres qui vont s'anastomoser avec les veines émanées du testicule gauche. L'une et l'autre de ces glandes présentent un centimètre de longueur, leur poids est de 17 centigrammes. De la partie externe de celle de gauche, part une sorte de tube affectant l'aspect de l'épididyme et se terminant en cul-de-sac après un trajet d'un centimètre.

Du côté droit, le testicule présente la même disposition qu'à gauche; l'épididyme se termine également en cul-de-sac; mais rien ne le relie au corps que nous venons de décrire.

Système vasculaire. — Le cœur n'offre rien d'anormal à considérer. L'aorte se divise au niveau du promontoire en trois branches; deux représentent les iliaques externes; la troisième nous a paru être l'artère sacrée moyenne, qui a pris ici un calibre relativement exagéré. Elles fournit les sacrées latérales et un grand nombre de branches qui habituellement émanent de l'iliaque interne.

Il n'existe qu'une artère ombilicale dans l'épaisseur du cordon, *qui est d'ailleurs dépourvu d'ouraque;* cette artère passe au-devant de la masse intestinale, contourne la partie inférieure du côlon, remonte le long de la colonne vertébrale et se jette à la partie antérieure de l'aorte, au niveau de la huitième vertèbre dorsale [1]

Cage thoracique. Diaphragme. — Rien à noter.

Dissection des membres. — Les membres supérieurs ne présentent rien à signaler; les anomalies portent uniquement sur les segments inférieurs. Nous étudierons tout d'abord le système musculaire.

Membres inférieurs. Système musculaire. — Les muscles grands fessiers ont leurs insertions normales sur l'os iliaque et le fémur, mais ils ne s'insèrent pas sur le sacrum. Ils se sont unis par leur bord interne et ne

[1] Chez un sirénomèle que nous avons étudié, il n'existait aussi qu'une seule artère ombilicale, relativement volumineuse. Nous nous expliquerons plus loin sur la présence unique de cette artère — fait constant chez les symélieus.

paraissent former en réalité qu'un seul muscle simulant un véritable capuchon qui recouvrirait la région sacrée, la partie interne des os iliaques et l'extrémité supérieure du fémur.

En soulevant ce capuchon, après en avoir détaché les insertions fémorales, on voit très nettement les nerfs sciatiques émerger de la grande échancrure sciatique.

Les moyens et petits fessiers ont leurs insertions habituelles.

Après avoir relevé le fessier, sectionné et rabattu les nerfs sciatiques, nous avons trouvé une bande musculaire longue de trois centimètres et demi, large d'un centimètre, se portant transversalement du bord postérieur du grand trochanter au bord postérieur de celui du côté opposé. Après avoir sectionné cette bandelette musculaire, on constate qu'elle prend des insertions sur la partie postérieure et supérieure des ischions, soudés entre eux sur le bord de la petite échancrure sciatique et les parties environnantes.

Nous avons cru reconnaître dans cette bandelette musculaire les muscles carrés cruraux fusionnés sur la ligne médiane comme les grands fessiers, mais sans tractus aponévrotique intermédiaire. Les muscles pyramidaux et la masse commune sont normaux.

Il nous est impossible de retrouver le releveur de l'anus.

Le grand et le petit psoas ont leurs insertions habituelles.

Les muscles antérieurs et internes de la cuisse droite existent tous; leurs insertions sont régulières, mais leurs rapports sont modifiés par suite de la déviation du squelette.

Les masses musculaires de la région postérieure

existent, à l'exception du demi-tendineux [1]. Ces muscles présentent, au reste, des particularités importantes que nous allons développer. Nous croyons devoir insister sur ce développement anatomique, car ce fait nous a paru n'avoir jamais été signalé.

En disséquant les parties molles qui réunissent les deux membres inférieurs, nous avons rencontré un muscle jeté comme un pont du fémur gauche à la jambe droite. Ce muscle, large d'un centimètre et demi environ, s'insère par un tendon aponévrotique sur la lèvre externe de la ligne âpre du fémur gauche, à deux centimètres au-dessus du condyle externe. Il prend également des insertions sur l'aponévrose intermusculaire qui sépare le vaste externe des muscles de là région postérieure de la cuisse. Ces différentes insertions fémorales forment une sorte d'éventail s'étendant du condyle externe à un centimètre au-dessous du grand trochanter. Ces fibres tendineuses limitent avec la ligne âpre des orifices, au nombre de trois ou quatre, de dimensions variables et destinés au passage des vaisseaux et des nerfs, Sur la face antérieure de ce tendon viennent se jeter obliquement, de haut en bas et de dedans en dehors, les fibres d'un muscle dont les insertions supérieures se fixent sur l'ischion. Cette insertion supérieure lui est commune avec un muscle long, épais, qui, au niveau de l'espace poplité, donne des fibres aponévrotiques à l'articulation. Plus bas, on le voit se fixer, en divergeant, en arrière de la face interne du tibia, au-dessous de la tubérosité. Ces deux derniers muscles nous paraissent être le demi-membraneux et la longue portion du biceps.

[1] Cruveilhier cite aussi, dans la description d'un sirénomèle, cette absence des demi-tendineux, difficile à expliquer.

De l'éventail aponévrotique décrit plus haut, partent des fibres musculaires qui, après un trajet oblique de haut en bas et de gauche à droite, d'une longueur de trois centimètres, viennent se réunir au tendon d'un nouveau muscle émané du fémur droit. Celui-ci s'insère au-dessous du grand trochanter sur la lèvre externe de la ligne âpre et confond quelques-unes de ses insertions avec les fibres du vaste externe et du carré crural. Le tendon commun ne tarde pas à se bifurquer ; l'une des branches, longue d'un centimètre et large de cinquante-cinq millimètres, va se jeter à la partie supérieure et externe du péroné et recouvre à sa partie inférieure le ligament latéral externe de l'articulation du genou. L'autre branche de bifurcation, large de trois millimètres, vient s'insérer sur la face externe du même os et contracte des rapports intimes avec l'aponévrose intermusculaire qui sépare la loge péronière de la loge postérieure. Ces deux tendons sont réunis par un tissu cellulaire lâche, à travers lequel s'engage le sciatique poplité externe, qui contourne la tête du péroné pour s'engager dans l'épaisseur du grand péronier latéral.

En résumé, nous voyons qu'il existe un muscle étendu du fémur gauche au péroné du côté droit. Sur ce muscle viennent se jeter les fibres de la longue portion du biceps gauche.

Les insertions de ce muscle transversal sur la lèvre externe de la ligne âpre et sur le péroné du côté droit, ses rapports avec la longue portion, nous l'ont fait considérer comme la courte portion du biceps qui serait déviée de son trajet ordinaire et irait s'insérer à droite, par suite de l'absence à gauche du péroné (fait sur lequel nous aurons l'occasion d'insister plus loin). D'autre part, il rencontre sur son trajet les fibres d'un muscle qui s'insère au-dessous sur le grand trochanter, mais qui pourtant nous a semblé être la longue portion du côté droit qui présenterait une insertion anormale, pour une raison qui nous échappe.

Il y a lieu de constater l'absence de la courte portion du biceps à droite; elle semblerait être suppléée par celle du côté gauche, à moins que les deux muscles ne se soient unis sur la ligne médiane, comme le grand fessier et le carré crural; ce qui expliquerait peut-être la division du tendon d'insertion péronéale et la déviation du trajet vers la longue portion; explication qui ne paraît pourtant pas vraisemblable, puisqu'on ne retrouve pas son insertion à la partie inférieure du fémur.

La jambe gauche et le pied gauche présentent des anomalies musculaires qui nous paraissent liées à l'anomalie osseuse sur laquelle nous aurons à revenir.

Le jambier antérieur a ses insertions supérieures habituelles; mais, arrivé à deux centimètres au-dessus de la réunion du pied à la jambe, il forme un tendon de trois millimètres de long qui s'insère sur l'os rudimentaire représentant le tarse et le métatarse.

L'extenseur commun des orteils semble être représenté par un muscle qui vient se fixer par un tendon unique à la base de ce qui figure la phalange unguéale.

A la partie postérieure, le soléaire existe seul. Il vient s'y adjoindre quelques fibres musculaires insérées sur le tibia au-dessous des muscles précédents et qui croiseraient cet os de dedans en dehors. Cet ensemble musculaire vient se fixer à la partie postérieure de l'os unique figurant le pied.

Tous les autres muscles font défaut.

Sur le pied, on distingue quelques fibres qui ne se

rattachent à aucune description et qui représenteraient peut-être le muscle pédieux. A la face plantaire, il n'y a point de fibres musculaires; il n'existe que du tissu graisseux.

La jambe droite n'offre rien de particulier à étudier au point de vue musculaire. Les rapports seuls sont changés par suite de la déviation qui tient du squelette et à la malformation du pied (pied-bot varus). Mais tous ces muscles existent et sont normaux au point de vue de leurs insertions.

Artères des membres. — Les artères des membres supérieurs sont normales.

Celles des membres inférieurs présentent des dispositions spéciales importantes à relever.

Nous avons déjà étudié le trajet de l'aorte et sa bifurcation au niveau de la symphyse sacro-iliaque. L'iliaque externe suivait sa direction normale et se continuait à droite et à gauche avec la fémorale au-dessous du ligament de Fallope. Celle-ci ne présentait aucune anomalie, donnait la fémorale profonde qui, elle-même, fournissait les perforantes. La perforante inférieure ou troisième perforante donnait des rameaux au petit muscle fémoro-péronier que nous avons déjà décrit. Par suite de la rotation du membre inférieur, l'artère fémorale, cela se conçoit, présentait une déviation dans sa direction habituelle et regardait en dehors. Elle franchissait le canal du troisième adducteur pour apparaître au niveau de la région poplitée. Là, commençaient les anomalies. Tandis que l'artère était absolument normale au membre inférieur droit et donnait la tibiale antérieure et le tronc tibio-péronier, tandis que l'irrigation du pied était régulière, il n'en était pas de même pour le côté gauche; nous n'avons trouvé qu'une seule artère qui faisait suite directement à la poplitée et qui, après un court trajet de trois centimètres environ, se divisait en rameaux divergents qui se rendaient aux muscles de l'os unique de la jambe. Une artériole très grêle était destinée au petit muscle que nous avons décrit sur le pied rudimentaire. Cette artère, par suite de ses connexions avec le tibia et de sa continuation avec la poplitée, nous a paru représenter la tibiale postérieure.

Nerfs des membres. — Nous ne parlons pas des nerfs des membres supérieurs qui étaient normaux.

Le nerf crural ne présentait aucune anomalie. Les nerfs sciatiques n'étaient pas à leur point d'émergence fusionnés comme dans certains cas de sirénomélie; ils étaient absolument distincts, bien que peu distants l'un de l'autre. Le nerf sciatique droit suivait son trajet régulier et offrait une distribution normale, seul le filet destiné au demi-tendineux faisait défaut. Celui du côté gauche se bifurquait au-dessous de la bande musculaire que nous avons considérée à la région postérieure du bassin comme représentant les muscles carrés cruraux fusionnés sur la ligne médiane; il donnait deux branches, l'une longue et grêle qui se rendait au muscle commissural fémoro-péronier et à la peau avoisinante, l'autre, plus volumineuse, qui descendait à la partie postérieure de la cuisse, se distribuant aux muscles de la région et donnant enfin des rameaux terminaux qui allaient se perdre dans les masses musculaires de la jambe.

En terminant ici le chapitre réservé à l'étude des parties molles du fœtus symélien, qu'il nous soit permis d'adresser nos plus vifs remerciements à notre ami

Noblot qui a bien voulu nous prêter son habile concours pour l'exécution du dessin ci-joint.

Système osseux. — Les particularités intéressantes de l'étude anatomique du système osseux de ce fœtus symèle ont surtout trait au bassin et aux membres inférieurs.

Le crâne est, en effet, normalement conformé ; les divers segments du membre supérieur ne présentent aucune particularité à relever ; la cage thoracique est exempte de toute anomalie, la colonne vertébrale offre une déviation générale de droite à gauche ; il n'y a pas diminution du nombre des vertèbres ; la cinquième vertèbre lombaire permet de constater, à sa partie postérieure, une ouverture ovalaire, à travers laquelle on voit et on perçoit, à l'aide du stylet, l'extrémité inférieure de la moelle ; il semble qu'à ce niveau il y ait eu absence de soudure des neurapophyses avec la neurépine et disparition de cette dernière.

Le sacrum existe, mais il est absolument rudimentaire ; nous n'avons pu constater qu'une seule vertèbre sacrée, la première, qui s'unissait par ses bords latéraux avec la facette auriculaire de l'os iliaque.

Bassin. — Le bassin, considéré dans son ensemble, offre une déviation manifeste, une torsion de droite à gauche, telle que l'os iliaque du côté droit est projeté en avant, aux dépens de celui du côté gauche ; de plus, les épines iliaques antérieures et supérieures ne sont pas situées sur un même plan transversal, l'épine iliaque du côté droit étant à un centimètre et demi environ au-dessus de celle du côté gauche ; le grand bassin est manifestement étalé, comme aplati ; il semble qu'il ait

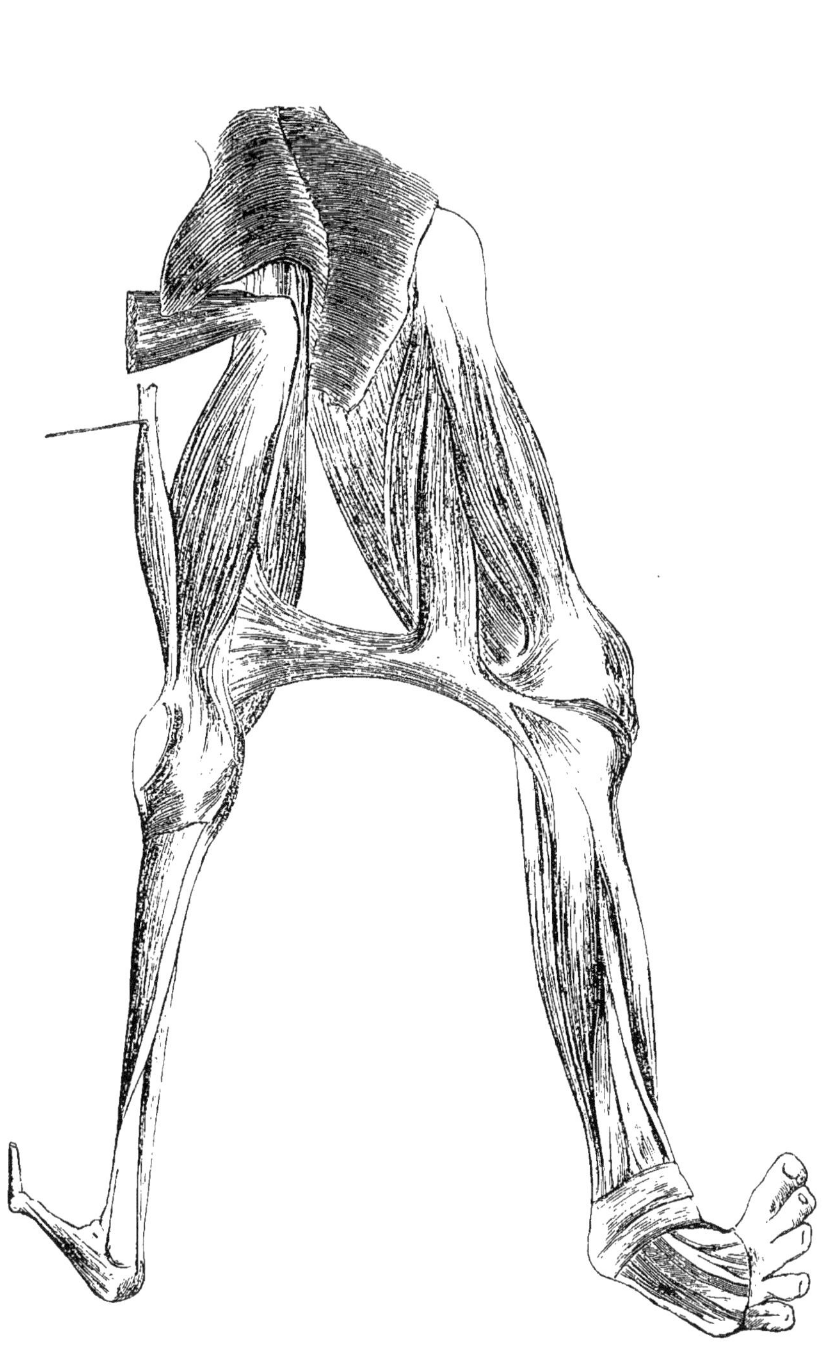

subi une pression d'avant en arrière tendant à l'effacer et à projeter en dehors les épines iliaques antérieures et supérieures; il en résulte que les faces de l'os iliaque ne présentent pas de courbures sensibles; une légère excavation est pourtant à noter du côté droit; les épines iliaques supérieures, antérieures et postérieures, sont donc à peu près situées sur un même plan oblique d'avant en arrière et de dehors en dedans et distantes de trente-un millimètres à gauche, de trente-quatre millimètres à droite; le bord supérieur des ilions n'est pas encore complètement ossifié; les surfaces articulaires sont normales, ainsi que les ligaments qui réunissent l'os iliaque au sacrum.

La mensuration du détroit supérieur nous a donné les résultats suivants :

Diamètre antéro-postérieur (de la première vert. sacrée à la symph. pubienne)....	23mm5
Diamètre transversal (d'une ém. iléo-pectinée à celle du côté opposé)...........	22mm5
Diamètre oblique (de l'ém. iléo-pectinée à l'aile du sacrum)......................	24mm

Le petit bassin offre des particularités importantes à signaler. Loin de former une excavation fermée en bas par un plancher musculaire et limitée en arrière par des ligaments, il se présente comme divisé en deux portions distinctes : l'une antérieure, en forme de poche, de nid, dont la partie inférieure, oblitérée par des parties osseuses, est formée par la soudure des branches ascendante de l'ischion et descendante du pubis; en avant, par la symphyse pubienne; en arrière, par l'union des tubérosités de l'ischion; sur les parties latérales existe un trou qui est, certainement, le trou rétro-pubien et qui, à l'état normal, était fermé par une membrane flanquée de deux couches musculaires; la partie du petit bassin située au delà de la fusion des tubérosités ischiatiques est formée par une ouverture piriforme à grand axe transversal, déterminée par l'accolement des petites épines sciatiques et dont les bords représentent ce qui, normalement, constitue l'échancrure sciatique.

Ces petites épines sciatiques ne sont pas, à proprement parler, soudées ensemble, mais reliées par un trousseau fibreux large de trois millimètres environ; elles interceptent, avec les tubérosités de l'ischion fusionnées, une petite ouverture de deux millimètres de diamètre, limitée de chaque côté par cette coulisse osseuse sur laquelle passent, normalement, les fibres de l'obturateur interne (petite échancrure sciatique).

Les mensurations nous ont fourni les chiffres suivants :

De la symphyse pubienne à l'union des tubérosités ischiatiques	9mm05
Des tubérosités ischiatiques à la première vertèbre sacrée	15mm »
De l'ém. iléo-pectinée gauche au milieu d'une ligne menée de l'ép. sciatique au sacrum	22mm »

Inutile de dire que le plancher musculaire périnéal n'existait pas. Les ligaments sacro-sciatiques, grand et petit, faisaient défaut. La symphyse pubienne était formée par un fort ligament d'une longueur d'un millimètre environ.

Ces diverses anomalies de forme et de disposition des pièces du petit bassin sont assez difficiles à expliquer; cependant si l'on songe à l'effacement que présentaient dans le grand bassin les ilions, il est peut-être permis de supposer que la pression — dont nous étudierons plus loin le mode d'action et l'origine — qui a déterminé l'aplatissement des deux faces de l'os iliaque et l'écartement des épines iliaques antérieures et supérieures a pu agir sur le petit bassin mais en sens inverse.

A l'état encore cartilagineux des divers segments qui constituaient l'os coxal, à l'époque où ces pièces, encore molles, étaient aptes à subir l'influence d'une pression étrangère, il a sans doute pu se faire que l'os iliaque ait pivoté comme un levier, que sa partie supérieure, directement influencée, se soit portée en dehors, tandis que sa partie inférieure (ischion, pubis) se soit inclinée en dedans, d'où étalement du grand bassin, rétrécissement du petit et soudure sur la ligne médiane des petites épines ischiatiques, des branches de l'ischion et du pubis.

La portion osseuse de la symphyse pubienne a suivi le mouvement de rotation en dehors de l'ischion ; d'où absence de soudure et présence d'un ligament interosseux [1].

Il résulte également de ce fait que les cavités cotyloïdes ont dû se trouver reportées directement en dehors et en arrière, et ont eu de la tendance à se rapprocher l'une de l'autre. La fusion de leurs bords internes n'existe pourtant pas ; le fait a, il est vrai, été signalé dans quelques observations ; la distance qui existe entre ces bords est de seize millimètres.

Notons que le sourcil cotyloïdien est effacé ; ce qui n'a rien d'extraordinaire, à cet âge ; l'arrière-cavité est normale ; il est facile de constater la présence du ligament rond de l'articulation coxo-fémorale.

[1] Cette théorie a été soutenue par Cruveilhier ; nous la donnons ici, pour rendre plus claire la description des malformations du bassin. Nous verrons plus loin s'il faut faire intervenir l'influence d'une force active ou d'un obstacle mécanique purement passif.

Les quelques considérations dans lesquelles nous venons d'entrer au sujet de la déviation de l'os coxal nous permettent de penser *a priori* que les membres inférieurs ont dû subir un mouvement de rotation analogue. L'ilion se portant directement en dehors et entraînant avec lui la cavité cotyloïde, il en résultera que le fémur participera à ce mouvement de rotation externe et entraînera avec lui la jambe et le pied. C'est ce que l'examen anatomique nous démontre, en effet.

Membre inférieur droit. — L'étude du membre inférieur droit n'offre rien de bien particulier à signaler; le fémur a subi un mouvement de rotation en dehors tel, que sa face antérieure est devenue externe, et sa face interne antérieure; la crête du tibia regarde en dehors, et le péroné est situé à la région postérieure de la jambe.

Le pied est directement en varus, avec flexion à angle droit sur la jambe.

Les os de ces segments sont normaux, bien conformés; les diverses pièces du tarse et du métatarse n'ont subi aucune réduction dans leur nombre; les articulations ne présentent aucune anomalie à relever.

Membre inférieur gauche. — La rotation en dehors existe de ce côté, mais elle est plus prononcée que du côté droit. Rien à signaler d'anormal au sujet du fémur, si ce n'est sa déviation; la rotule existe.

La jambe est formée d'une seule pièce osseuse, articulée avec un rudiment de pied; c'est là une anomalie importante sur laquelle il nous sera permis d'insister. *Ce segment osseux unique nous a paru représenter le tibia* pour plusieurs raisons :

1° *Sa forme.* Cet os a exactement la forme d'un tibia normal; son extrémité supérieure, relativement volumineuse, élargie dans le sens transversal, est surmontée de deux cavités cotyloïdes encore cartilagineuses qui reçoivent les condyles fémoraux. Le corps de l'os a l'aspect d'un prisme triangulaire, rétréci au niveau de son tiers inférieur et évasé au niveau de la malléole interne; la surface poplitée est nettement marquée à la face postérieure. La malléole interne a sa configuration ordinaire, à pointe un peu émoussée et à direction légèrement antérieure.

2° *Ses rapports avec le fémur.* Il existe entre le tibia et le fémur une articulation qui a absolument l'aspect et la constitution d'une articulation du genou normale; le ligament rotulien vient s'insérer sur l'os de la jambe.

3° *Les insertions musculaires.* Les muscles que nous avons étudiés plus haut représentent les muscles qui s'insèrent normalement sur le tibia; ceux qui ont leurs points d'attache sur le péroné font défaut.

Il ne saurait donc y avoir aucun doute à cet égard. Le segment osseux qui existe à la jambe représente le tibia. Il n'y a nulle trace de péroné. Nous avons vainement cherché la tête de cet os dans le tendon du muscle transversal fémoro-péronier que nous avons décrit; elle n'existait pas. D'autre part, la facette qui, sur le tibia, correspond à l'articulation péronéo-tibiale supérieure, et l'excavation qui, sur le même os, répond à l'articulation inférieure, sont absentes.

Les mensurations du tibia nous ont donné :

Longueur..........................	60	millimètres.
Diamètre de l'extr. supérieure......	18	—
Diamètre de l'ext. inférieure........	10	—
Diamètre de l'os au tiers inférieur...	4	—

Le pied est rudimentaire; il est représenté par une tige mi-cartilagineuse, mi-osseuse, dont la longueur est de vingt-huit millimètres.

Cette tige est infléchie à angle droit sur le tibia et unie à cet os par des ligaments dont l'interne est le plus résistant. La portion articulaire est cartilagineuse; il est impossible d'y découvrir la moindre trace de segmentation; elle se continue, après un trajet d'un centimètre environ, avec un petit segment osseux cylindrique long de huit millimètres, paraissant représenter le corps d'un métatarsien, et qui, lui-même, se termine par une lame cartilagineuse courte, légèrement dilatée à son extrémité, et qui serait peut-être le représentant des phalanges non différenciées encore.

Cette tige, à l'état frais, était flexible et était susceptible de mouvements peu étendus autour de l'articulation tibiale.

Il nous semble que nous nous trouvons en présence d'une seule rangée osseuse, non différenciée encore complètement, qui représenterait peut-être l'axe primordial métaptérygial du membre abdominal décrit par Gegenbaur, Albrecht, etc.

Ajoutons que les parties molles avaient l'aspect d'un doigt normal muni de sa pulpe unguéale et de son ongle.

III

Considérations sur l'absence congénitale de l'un des os de la jambe.

Les absences congénitales de l'un des os de la jambe sont exceptionnelles, et les rares observations que l'on a recueillies sur ce sujet ont presque toutes le défaut d'être incomplètes et confuses.

I. Geoffroy Saint-Hilaire (1) cite le premier un cas emprunté à Dumas (*Principes de Physiologie*, t. III) et s'exprime comme suit : « Entre le bassin et le pied, existait de chaque côté un os plus long d'un quart que le dernier segment du membre, et paraissant représenter les deux os de la jambe soudés entre eux et soudés aussi avec un rudiment de fémur... Les muscles n'ont pas été décrits. » Cet exposé est trop vague et trop succinct pour qu'il nous soit possible d'en retirer quelque profit.

Cruveilhier est plus précis (2), en donnant l'explication d'une gravure de monstre sirénomélien dans son *Atlas d'Anatomie pathologique;* il dit : « ..... La figure représente : 1° un fémur unique, résultant de la réunion de deux fémurs; 2° une articulation du fémur avec la jambe; 3° *le tibia*, dont il n'existe que la moitié supérieure et qui se termine en pointe mousse; il n'y a pas de vestige de péroné. »

(1) *Histoire générale et particulière des anomalies de l'organisation chez l'homme et chez les animaux*, 1836, t. II, p. 211.

(2) *Atlas d'Anatomie pathologique*, 1835-1841. Livr. XXXIII, pl. 5.

L'affirmation est nette; la gravure est moins claire. Toutefois, les connexions articulaires de l'os unique de la jambe avec l'extrémité inférieure du fémur, la présence de la rotule et d'un ligament rotulien venant s'insérer sur ce segment osseux, nous font pencher effectivement vers l'existence de deux tibias fusionnés sur la ligne médiane, avec absence des péronés.

Les chirurgiens qui se sont occupés des déformations des membres concomitantes avec des pieds-bots congénitaux, ont cité des cas intéressants pour le sujet qui nous occupe; mais ce sont là de simples citations, sans commentaires, sans observations sérieuses et précises.

En 1859, dans une discussion importante qui eut lieu à la Société de Chirurgie sur les fractures des os dans la vie intra-utérine, Broca et Houel prétendirent avoir observé des cas d'absence du péroné, ainsi que du tibia (1).

Billroth paraît, à peu près vers la même époque, avoir vu dans un cas de pied-bot congénital une absence du tibia (2).

En 1860, Deguise fils présente à la Société de Chirurgie de Paris un enfant atteint de pied-bot, chez lequel on remarque la présence du péroné, mais l'absence de l'épiphyse inférieure et de la diaphyse du tibia (3).

En 1863, Debout fait paraître une *Étude sur les vices de conformation des membres inférieurs et sur les moyens d'y remédier*. Nous avons relevé une observation, due au au Dr Bichard, qui nous a intéressés spécialement; il s'agit de l'absence d'un des os de la jambe (4).

(1) *Bullet. Soc. Chirurgie*, 1859, t. X, p. 24 et suiv.
(2) Cité par Lannelongue dans sa thèse d'agrégation, 1862.
(3) *Bullet. Soc. Chirurgie*, 1860, t. X, p. 32 et 37.
(4) *Bullet. général de Thérapeutique*, p. 427. Obs. IV, 1863.

« Je me suis assuré, écrit cet auteur, que ce tronçon de jambe est constitué par un tibia avorté que recouvre la peau, doublée d'une couche de tissu cellulaire..... » Il n'existait pas de péroné ni de pied.

Lannelongue (de Paris), dans sa thèse d'agrégation, cite un cas d'absence du péroné qu'il rapporte à Vincent Duval.

Houel, dans son *Catalogue du musée Dupuytren*, cite un cas analogue d'absence du péroné. (Cette pièce est cataloguée sous le n° 135.) La dissection y montre un tibia dont l'extrémité inférieure est absolument rudimentaire et incurvée sur elle-même.

A la partie supérieure de cet os, viennent distinctement s'insérer les muscles de la patte d'oie; le couturier passe au-dessous du droit interne et en avant du demi-tendineux.

Adams cite un cas d'absence des deux os de la jambe (1).

Mosengeil (2) aurait aussi, d'après Schwartz (3), indiqué un cas d'absence de la partie inférieure et supérieure du tibia, ainsi qu'une absence du péroné ou de l'une de ses épiphyses. Avec le défaut d'une portion du squelette, aurait coïncidé l'absence des muscles, qui venaient normalement s'y insérer.

Gross (de Nancy) (4) a vu, dans le service de M. le professeur Simonin, un pied-bot consécutif à une absence congénitale du péroné.

Toutes ces observations sont, nous le répétons, rares

(1) *Club-foot; its causes, pathology and treatment.* London, 1873 (2e éd.), p. 307 et suiv.

(2) *Archiv. für Klin. Chir. v. Langenbeck*, 1874, t. XVI, p. 521-525.

(3) Th. concours, 1883.

(4) *Revue médicale de l'Est*, p. 212 (note), 1877.

et absolument incomplètes. A part le cas de Houel, il n'en est pas un qui soit anatomiquement étudié et qui nous fournisse des renseignements sérieux.

En 1885, deux professeurs de Genève, MM. Laskowsky et Reverdin (1), ont fait paraître une étude plus anatomique, plus détaillée. Il s'agit de l'absence d'un tibia à la jambe droite; mais les conclusions auxquelles sont arrivés ces auteurs, nous ont paru sujettes à critique. « Le squelette de la jambe, dit le professeur Laskowsky, est constitué par un seul os qui représente incontestablement le péroné »; son affirmation est basée sur deux raisons :

1° Existence d'une malléole externe;

2° Présence de certains muscles propres au péroné.

Or, cet os unique a, d'après le professeur Reverdin, exactement la forme et le volume d'un tibia; il est articulé d'une part avec le fémur; d'autre part, avec l'astragale; mais l'existence au bord externe d'une malléole saillante et pointue l'a fait considérer comme le représentant du péroné. Assertion purement gratuite! Un segment osseux qui a de pareils rapports avec les articulations avoisinantes, qui a une telle forme, doit être, selon nous, considéré plutôt comme un tibia que comme un péroné; la présence au bord externe de cette malléole « saillante et pointue » est assurément un fait secondaire.

Plus loin, d'ailleurs (p. 598), M. Laskowsky prétend que « l'extrémité supérieure, notablement renflée, semble produite *par la fusion de la tête avec le plateau du tibia absent*, comme le prouvent les insertions musculaires... » Mais alors le tibia n'est donc pas complètement absent,

(1) *Revue de la Suisse Romande*, 1885, p. 592.

puisque son plateau ou plutôt son extrémité supérieure existe!

N'y a-t-il pas lieu, ce nous semble, de songer à une fusion des deux os, à l'absence plus ou moins complète du tibia à sa partie inférieure, peut-être à sa partie moyenne plutôt qu'à la présence unique, « incontestable », du péroné? Les insertions musculaires nous renseignent d'ailleurs à cet effet.

M. Laskowsky cite des muscles propres au péroné; nous n'y insisterons pas; mais il en relève également qui appartiennent au tibia; nous n'en voulons pour preuves que le jambier antérieur, le long fléchisseur commun des orteils; — le soléaire et le jambier postérieur existaient aussi; mais une partie de leurs fibres, à l'état normal, s'insère sur le tibia.

Notons enfin que le fléchisseur propre du gros orteil, qui se rattache au segment péronier, faisait défaut.

Les deux artères tibiale postérieure et péronière existaient; la distribution des nerfs était normale.

Y a-t-il donc des raisons particulières qui nous font pencher vers l'absence du tibia plutôt que vers l'absence du péroné?

N'y a-t-il pas lieu d'admettre une fusion des deux os telle, que l'épiphyse inférieure (moins probablement la diaphyse) du tibia ait disparu, tandis que celle du péroné ait au contraire persisté.

Nous avons plus haut cité un cas de Deguise qui se rapproche beaucoup de celui de MM. Laskowsky et Reverdin.

Nous noterons également une observation de Pauly (1) se rapportant à un cas de pied-bot valgus congénital,

(1) *Arch. für Klin. Chir.*, t. XXIV, fasc. 3, p. 529.

avec absence de la diaphyse et de l'épiphyse inférieure du tibia.

Le Dr Busachi (1) a présenté récemment à l'Académie de Médecine de Turin une observation d'absence congénitale du tibia. Nous n'avons malheureusement pas pu nous procurer le compte rendu de cette présentation.

Nous venons ajouter au fait dont nous avons rapporté l'observation anatomique, un cas à peu près analogue qui nous a été communiqué par M. le professeur Masse, que nous remercions très vivement de son extrême obligeance (2).

La particularité dont il s'agit existe au musée de la Faculté de Médecine de Montpellier. Voici, brièvement, en quoi elle consiste :

« Le membre inférieur du côté droit présente une » atrophie du fémur qui est réduit à ses condyles et à » un fragment de la tête articulaire rudimentaire; le » corps de l'os a absolument disparu. Le tibia existe, » mais il présente des courbures rachitiques; il se termine inférieurement en pointe; il y a absence du » péroné; le tarse, le métatarse, les orteils, n'existent » pas.

» Le membre inférieur du côté gauche présente des » anomalies qui ressemblent beaucoup à celles du membre » supérieur droit.....

» Il est pourvu d'un fémur rudimentaire muni d'une » extrémité supérieure inégale et atrophiée; cet os est » soudé au tibia; celui-ci est arqué et présente un développement à peu près régulier; *il n'existe pas de péroné.*

(1) *Un caso di mancanza congenita della tibia con speciale riguardo alla sua cura.* (S. Ac. Turin, 1886).

(2) Mémoire inédit sur l'*Ectrodactylie et la Polydactylie.*

» Le tarse présente une tendance à la fusion des os qui » le composent; l'astragale et le calcanéum sont soudés » entre eux; le scaphoïde, le cuboïde et les trois cunéi- » formes ne forment qu'une seule masse, qui s'articule » avec les quatre métatarsiens, et chacun de ces métatar- » siens correspond à un doigt. »

Les membres supérieurs présentaient quelques malformations qui ne nous intéressent pas.

Tout récemment une fort savante étude de Gebhard (de Leipzig) sur deux monstres sirénomèles, nous a fourni deux observations absolument importantes (1). Dans un cas de sirénomélie avec monopodie *(sympus monopus)*, l'auteur note la présence de tibias non fusionnés, *avec absence des péronés*.

L'affirmation de cet anatomiste est bien précise : *Fibulæ sind nicht Vorhanden* (p. 181). Dans un deuxième cas *(sympus apus)*, Gebhard montre une fusion des fémurs, mais un défaut de réunion des tibias qui s'articulaient séparément avec l'extrémité inférieure de l'os de la cuisse, et ce qui nous intéresse davantage, *la non-existence des péronés* : *Fibulæ sowie Fussknochen fehlen vollig.*

Les planches du mémoire confirment très nettement la description de Gebhard; les os de la jambe ont bien l'aspect de tibias, il n'y a point traces de péronés.

Nous terminerons cet historique par la relation d'un deuxième cas personnel (observation inédite de monstre sirénomèle) : les os de la jambe sont réduits à un tronçon conique de cinq à six centimètres de long, mais dont la partie supérieure offre à considérer deux cavités glénoïdes bien nettes articulées avec des facettes condyliennes, distinctes de l'os de la cuisse; il s'agit bien

(1) *Arch. fur Anat. und Phys.* Leipzig, août 1888.
Ein Bertrag zur Anat. der Sirenenbildungen, p. 161.

là de deux tibias soudés entre eux, et les rapports de ce segment osseux jambier viennent confirmer ce que la forme nous faisait préjuger : relations avec la rotule, présence d'un ligament rotulien, présence des muscles de la patte d'oie, à l'exception des demi-tendineux qui, ici comme dans le cas de Cruveilhier, faisaient défaut. Il ne paraissait pas exister de péronés.

L'observation de ces faits n'a pas un simple intérêt de curiosité; elle offre, croyons-nous, des particularités importantes à signaler au sujet du développement des segments osseux de la jambe; aussi, l'énumération de tous les cas que nous avons passés en revue nous a-t-elle paru nécessaire à ce titre.

Nous avons surtout cherché à établir, d'après la statistique présentée plus haut, que dans les quelques cas connus d'absence congénitale de l'un des os de la jambe; c'était celle du péroné qu'on remarquait le plus souvent. Nous avons voulu rapprocher la tératologie humaine de l'anatomie comparée et chercher, dans celle-ci, la raison de cette anomalie, à première vue inexplicable.

C'est surtout à Gegenbaur que revient le grand honneur d'avoir établi les rapports, si dissemblables au premier abord, entre le squelette de la nageoire chez les Poissons et celui des membres chez les Vertébrés supérieurs, d'avoir montré, d'une façon remarquable, que ce squelette pouvait se réduire à un type unique, fondamental. Sans avoir ici la prétention de reprendre *ab ovo* cette importante théorie, nous croyons qu'il est nécessaire d'entrer dans quelques détails à ce sujet (1).

C'est chez les Sélaciens que l'on rencontre la forme

(1) Consulter à cet égard les ouvrages de Gegenbaur, Balfour, Huxley, etc. La thèse d'agrégation de M. Poirier donne un exposé excellent de cette question : *Du développement des membres*, 1886.

essentielle, typique, de cet ensemble squelettique des nageoires, auquel Gegenbaur réserve le nom d'*archiptérygium* ou *ichthyoptérygium*.

Une pièce basilaire, le basiptérygium, relié soit à la ceinture scapulaire, soit à la ceinture abdominale de l'animal, se divise en trois pièces fondamentales qui ont reçu les noms de *proptérygium*, de *mésoptérygium* et de *métaptérygium*.

Sur chacune de ces pièces se greffent des rayons plus ou moins nombreux qui se décomposent eux-mêmes en segments; cet ensemble forme une sorte d'éventail qui est le squelette de la palette natatoire.

Chez les Ganoïdes, il ne reste que la pièce basilaire du métaptérygium et du mésoptérygium, ainsi qu'un certain nombre de rayons; chez les Téléostéens, le métaptérygium subsiste seul avec les segments osseux qui se fixent sur lui.

C'est ce métaptérygium qui, chez les Batraciens et les Vertébrés supérieurs, représentera le fémur pour le membre abdominal et l'humérus pour le membre supérieur; les rayons secondaires du métaptérygium ne seront plus figurés que par le radius et le cubitus en haut (ou en avant, suivant la station du vertébré); par le tibia ou le péroné ; en bas (ou en arrière); les rayons tertiaires correspondront aux doigts; ces derniers rayons subsistent, au nombre de sept, chez les Batraciens (heptaptérygium ou extrémité oligactinote de Gegenbaur, chiropterygium de Balfour); leur nombre est réduit à cinq chez l'homme et chez la plupart des Vertébrés supérieurs.

Les rayons secondaires, avons-nous dit, ont formé les os de l'avant-bras et ceux de la jambe; mais, en réalité, chacun de ces os est formé par la fusion de plusieurs rayons (Thacker et Mivart). Pour Leboucq [1], l'axe métaptérygial autour duquel se formeraient les divers segments du squelette du membre passerait, pour le membre supérieur, par l'humérus, le cubitus et par une traînée squelettogène spéciale, allant de l'apophyse styloïde de ce dernier os au bord radial (ménisque cubito-radial intermédiaire, deuxième central, central proprement dit, carpien 1). Pour le membre inférieur, le péroné représentant le cubitus, l'axe se dirigerait à travers le fémur, le péroné, l'astragale, une partie du calcanéum, le scaphoïde (central), etc.

Cet auteur admet que primitivement les rayons secondaires ont simplement formé le cubitus et le péroné; le radius ou le tibia étant des segments surajoutés, acquis par l'adaptation des Batraciens et des Amniotes aux nouvelles conditions d'existence.

Ces segments ont persisté chez les Vertébrés supérieurs et chez l'homme, mais comme ils sont en quelque sorte accessoires, surnuméraires, ils ont chance dans certains cas de ne pas se développer, de faire défaut; si un segment doit disparaître par arrêt de développement, c'est celui-là qui n'est qu'accessoire qui ne continuera pas son évolution formatrice ou qui s'atrophiera. Ne voit-on pas, dit M. Poirier, le radius faire plus souvent défaut au membre supérieur que le cubitus, et le tibia au membre inférieur que le péroné, bien que les observations en soient rares *(loc. cit.)*.

Nous n'avons pas tenté d'établir une statistique au

[1] Recherches sur la morphologie du carpe chez les Mammifères (*Arch. Biologie*, t. V, 1884).

Sur la morphologie du carpe et du tarse (*Anat. Anzeiger*, 1886).

Voir aussi *Retterer*. Th. doct. ès-sciences : *Développement du squelette des extrémités et des productions cornées chez les Mammifères*, 1885, n° 65. Paris.

sujet des cas d'absence du radius et du cubitus : c'eût été sortir de notre cadre. C'est sur le membre inférieur qu'ont porté nos recherches. Nous ne saurions aucunement souscrire à l'opinion de Leboucq, admise par Poirier, et nous fondant sur l'anatomie comparée et sur la tératologie, nous pouvons affirmer que le péroné a, dans la série des Vertébrés, une tendance réelle à l'atrophie et que son absence en tératologie est, quoi qu'en dise Poirier, plus fréquente que celle du tibia. La statistique des cas précités, en y faisant entrer celui qui fait l'objet de cette étude, nous donne dix observations d'absence congénitale du péroné, et seulement deux cas de disparition du tibia ([1]).

C'est là une première objection. D'autre part, l'anatomie comparée nous montre que le péroné ne joue dans le squelette de la jambe qu'un rôle purement secondaire; c'est un os en voie d'atrophie.

Si chez les Singes, les Carnivores, les Pachydermes, les Édentés, etc., le péroné et son homologue, le cubitus, existent complets et distincts, on voit le premier s'atrophier chez les Makis, chez le Tarsier, chez les Insectivores et les Rongeurs, chez les Solipèdes et les Ruminants en particulier, étant réduit chez ceux-ci à un tronçon osseux de quelques centimètres de longueur. Chez d'autres animaux, il disparaît tout à fait. P. Gervais ([2]) a montré que la chauve-souris mystacine n'offre ni péroné ni cubitus, mais que ces os existent à

([1]) Dans cette statistique, nous ne faisons pas figurer les observations de Broca et Houel qui sont incomplètes, et nous considérons le cas de MM. Laskowski et Reverdin comme douteux, au sujet de la présence unique, exclusive, du péroné. Nous nous sommes déjà, d'ailleurs, expliqués à cet égard.

([2]) De la comparaison des membres chez les animaux vertébrés. (*Mém. Acad.*, Montpellier, t. II, 1852, p. 225.)

l'état fœtal, puis disparaissent après la naissance. La girafe, le lama, le dromadaire, le bœuf, la chèvre, etc., n'offrent aucun vestige du péroné. Ce sont là plus d'arguments qu'il n'en faut [1] pour soutenir notre opinion et pour affirmer le rôle accessoire du péroné dans le squelette de la jambe. Comment donc admettre dans ce cas la théorie de Leboucq? Comment prétendre que le rayon péronéal prend le dessus sur le rayon tibial? Le péroné représente-t-il donc ce rayon primordial, cet axe métaptérygial autour duquel devraient se développer des rayons accessoires et qui, par ce fait, devrait l'emporter par son volume et sa constance sur le tibia? N'y a-t-il pas lieu, au contraire de se rattacher à l'opinion de Balfour et d'admettre que le radius et le tibia sont des rayons précubital et prépéronéal ayant une valeur morphologique égale (peut-être supérieure) à celle du cubitus et du péroné? C'est la théorie qui semble la plus logique, que les faits scientifiques paraissent appuyer de leur autorité et à laquelle nous avons cru devoir nous rallier.

Mais ici une objection se pose; l'absence du péroné chez le symélien, objet de ce travail, ne peut-elle pas s'expliquer par un de ces faits de compression aujourd'hui admis par la plupart des auteurs, et sur lesquels nous nous étendrons tout à l'heure, qui aurait été la cause même de cet arrêt de développement? La réponse est facile. En effet, dans le mouvement de torsion du membre inférieur qui a porté en dehors le fémur et le tibia, le péroné rejeté en arrière et un peu en dedans s'est vu entièrement soustrait à l'influence de cette force présumée compressive; il se trouvait protégé par le tibia

[1] Voir pour plus de détails : Ch Martins. *Nouvelle comparaison des membres pelviens et thoraciques*, etc., Montpellier, 1857, p. 505 et suiv.

qui, exposé de tous côtés à cette action, aurait dû plutôt en ressentir les effets et s'atrophier ou bien disparaître; d'autre part, la même force qui avait fait tourner d'un angle égal le membre inférieur du côté opposé aurait dû retentir sur celui-ci d'une égale façon et entraîner aussi un arrêt de développement du péroné. Or, ce dernier était absolument normal et les muscles qui s'y rattachaient ne faisaient point défaut.

C'est donc là une opinion à rejeter, et s'il nous est permis de rechercher la raison de cette anomalie, c'est dans l'anatomie comparée que nous croyons réussir à en puiser l'explication.

Nous considérons cette absence congénitale du péroné comme un fait d'atavisme, comme un retour à un type primitif, type que nous retrouvons chez bon nombre d'animaux déjà passés en revue. — La tératologie ne doit plus être réduite aujourd'hui à chercher l'explication de ses faits dans des hypothèses plus ou moins bizarres, dans des mots qui n'expliquent rien : défaut de force formatrice, arrêt de développement sont des pétitions de principes, « des expressions aussi vides de sens que les explications qu'on cherchait autrefois dans les principes de la nature. » (Davaine.)

Un certain nombre d'anomalies tératologiques trouveront dans l'étude des développements ou de la constitution normale des animaux leur raison d'être au même titre que les anomalies musculaires ou nerveuses.

Pour ce qui nous occupe, nous croyons devoir établir un rapprochement entre l'absence du péroné, chez notre fœtus symèle, et le défaut d'existence de cet os chez les animaux dont nous avons parlé plus haut. Sous l'influence de cet arrêt de développement dont il est difficile de déterminer la cause originelle, le rayon tibial seul a subsisté; le segment jambier est revenu à la forme primitive, qu'on retrouve chez plusieurs solipèdes ou ruminants. Une preuve de ces rapprochements nous est directement fournie par la fusion partielle qui s'opère dans certains cas entre le tibia et le péroné. Nous en avons cité des exemples en tératologie (Billroth, Pauly, Mosengeil, etc.). Ces anomalies se retrouvent à l'état normal chez certains animaux. Le hérisson, la taupe, la musaraigne de l'Inde, le castor, la souris, etc., en sont des exemples probants. Davaine [1] voit même dans la présence d'un seul doigt ou de deux doigts à la main et au pied, la trace manifeste « d'un retour vers le type naturel de la classe et par conséquent une anomalie analogue à la pélorie ». Ces rapports, ces analogies seraient beaucoup trop longs à indiquer, à développer; nous dépasserions le but que nous avons tâché d'atteindre; et nous conclurons que l'absence congénitale du péroné chez notre symélien nous paraît être un arrêt de développement lié à un retour à un type primitif, en un mot un cas d'atavisme.

Avant de terminer le chapitre relatif à l'étude anatomique du système osseux, nous nous permettrons de faire remarquer les rapports qui existent entre l'absence du péroné et l'anomalie musculaire que nous avons décrite plus haut : le péroné faisant défaut, il semblait tout naturel que les muscles qui viennent normalement s'y insérer fissent défaut également; il n'en est rien cependant.

Nous avons vu que la courte portion du biceps du même côté existait, se réunissant à la longue portion,

(1) Davaine, *Dict. encycl. des Sc. médicales,* art. *Monstres,* t. IX. 2e série, p. 201.

et au lieu d'aller se jeter sur la tête du péroné correspondant se dirigeait transversalement pour aller s'insérer sur celle du côté droit.

Pourquoi cette disposition? Ne semble-t-elle pas en contradiction avec certaines théories avancées par quelques auteurs, voulant que l'absence d'un os entraîne fatalement l'absence d'un muscle qui lui correspond?

Cette dernière opinion ne nous semble pas absolument juste; le cas que nous présentons donne à lui seul tort à cette assertion. Et ne conviendrait-il pas plutôt de retourner la loi et de penser que les os sont faits nécessairement pour les muscles, que la présence d'un muscle peut être indépendante dans une certaine mesure de celle du segment osseux sur lequel il s'insère normalement (1)?

Cette observation ne se trouve-t-elle pas vérifiée par la loi de Sabatier : « Les os sont faits pour les muscles, plus encore que les muscles pour les os... (2). » Peut-être aussi faut-il voir dans ce cas curieux un exemple de la tendance qu'ont les membres chez les syméliens à la fusion ou à la réunion, réunion ici non osseuse, mais musculaire, une sorte « d'affinité du soi pour soi »; mais ce sont là des hypothèses trop nébuleuses, des mots trop vagues pour être des explications sérieuses; nous ne nous y arrêterons pas. Le fait anatomique est simplement à retenir; il nous servira dans l'étude de la classification que nous allons entreprendre plus loin.

(1) Cruveilhier cite un cas dans lequel certains muscles de la cuisse, chez un fœtus symèle, s'inséraient normalement sur le fémur et allaient ensuite se perdre dans le tissu graisseux ambiant. *(Atlas d'Anatomie pathologique.)*

(2) *Comparaison des ceintures antérieure et postérieure dans la série des Vertébrés.* Montpellier, 1880.

IV

De l'origine du placenta chez les Syméliens.

Avant d'aborder l'étude des théories émises sur la symélie, nous pensons qu'il y aurait lieu de réserver ici une place pour un sujet dont on s'est peu occupé jusqu'à ce jour. Nous voulons parler de l'origine du placenta chez les Syméliens.

Les symèles, les sirénomèles et les uromèles n'ont pas de vessie, n'ont pas d'ouraque, n'ont rien qui rappelle la présence de l'allantoïde, et cependant ils ont un placenta. Comment donc a pu se développer ce dernier? Les auteurs ont enregistré les faits anatomiques, ont noté les anomalies; c'est en vain que l'on cherche chez eux les relations qui peuvent exister entre la présence d'un placenta et l'absence de l'allantoïde. La question est complexe. Et d'abord l'allantoïde fait-elle absolument défaut?

Plusieurs faits paraissent confirmer cette manière de voir :

1° L'absence de rectum;

2° La non-existence des organes qui proviennent de l'allantoïde;

3° Le défaut absolu de présence d'un rudiment quelconque de cette enveloppe.

L'absence de rectum est un fait généralement admis par les auteurs qui se sont occupés de la symélie : tantôt le rectum seul fait défaut, tantôt sa disparition s'accompagne de celle de l'S iliaque, voire de la plus grande partie du côlon descendant, ainsi que nous avons pu en observer un cas. Or, il est reconnu aujourd'hui que c'est aux dépens de la partie inférieure du canal intestinal que se développe l'allantoïde; il est donc logique de supposer que l'absence de rectum ou d'S iliaque entraîne fatalement l'absence de l'allantoïde (1).

(1) Observation obstétricale. — C... (Adelina), trente-sept ans, ménagère, née aux Sables-d'Olonne, entre à la Clinique obstétricale de la Faculté de Bordeaux le 15 mars 1888, à six heures du matin, se plaignant de douleurs utérines violentes depuis la veille au soir. Ses antécédents héréditaires n'offrent aucune particularité intéressante. Interrogée sur les antécédents physiologiques, elle nous apprend qu'elle a marché très tard, à l'âge de deux ans environ. Réglée pour la première fois à quinze ans, elle l'a toujours été périodiquement. Aucune affection grave n'est à signaler, ni accidents nerveux ni alcoolisme. Pas d'alcoolisme ni de rachitisme chez le mari. Lorsqu'on examine cette femme, elle paraît franchement rachitique. Les os du membre inférieur, court et peu développé, offrent l'incurvation caractéristique; la cage thoracique est singulièrement bombée et modifiée dans ses diamètres. Malgré toutes ces déformations, le bassin est très régulièrement conformé et offre des diamètres absolument normaux.

Du reste, en prenant les renseignements obstétricaux, nous apprenons qu'elle a eu trois grossesses antérieures et chaque fois l'accouchement s'est fait normalement avec des fœtus de 3,000 à 3,450 grammes.

Au moment où C... (Adelina) entre à la Clinique, elle raconte que ses dernières règles se sont montrées le 2 juillet 1887; sa grossesse ne présente rien de particulier et la constitution de la mère n'a point été altérée. Sans cause appréciable, le 14 mars 1888, elle est prise de douleurs vives comme celles de l'accouchement, bien qu'elle ne soit qu'au milieu du huitième mois de sa grossesse; les douleurs s'accentuent dans la nuit et, le 15 au matin, elle entre à la Clinique. A peine est-elle couchée que la poche des eaux se rompt, *laissant échapper 300 grammes environ d'un liquide clair, offrant l'aspect du liquide amniotique*. Le toucher nous permet de diagnostiquer une présentation du sommet en O. I. G. A.

Demi-heure après, elle accouche d'un monstre symèle dont les dimensions ont été données à l'examen anatomique. Le monstre mort-né offre une desquamation épidermique de la face, qui nous permet de faire remonter la mort à cinq jours environ.

Étudiant ensuite les annexes du fœtus, nous constatons que le pla-

Que cette anomalie ait une influence, nous n'en doutons nullement, mais nous pensons le problème plus complexe, car n'y eût-il qu'un cas démontrant la présence de rectum et l'absence de vessie et d'ouraque, la théorie serait à rejeter en partie : or, dans le cas qui fait l'objet de ce travail, le rectum existait; il venait se terminer, ainsi que nous l'avons vu, dans le détroit supérieur et dans une petite excavation provenant de la soudure des ischions et des pubis. Il y a donc lieu de faire intervenir une autre cause : c'est l'arrêt de développement du petit bassin. Gebhardt *(loc. cit.)* dit bien que « l'atrophie de certains organes de l'abdomen dérive de l'étroitesse de l'amnios »; mais c'est là une explication insuffisante. L'étroitesse de l'amnios agit simplement en déterminant la soudure de la portion ischio-pubienne, mais c'est celle-ci qui semble être la cause véritablement efficiente. Dans tous les cas connus de monstres syméliens, l'atrophie ou la disparition du petit bassin a été notée ou figurée. Cette atrophie, par soudure prématurée des pièces osseuses, a une influence nuisible, soit sur le développement du rectum et partant de l'allantoïde, soit uniquement sur la formation de celle-ci. Une observation fort curieuse [1], signalée

centa est absolument normal et pèse 450 grammes; les membranes sont également intactes.

Nous avons déjà dit plus haut qu'à la rupture de la poche des eaux il s'était écoulé 300 grammes environ de liquide amniotique.

Le cordon, gros et long d'environ quarante-cinq centimètres, offre à la dissection plusieurs particularités intéressantes. Au lieu de renfermer le nombre habituel des vaisseaux, il ne renferme qu'une veine et une artère, artère dont le trajet intra-fœtal a déjà été décrit dans l'étude anatomique du monstre. De plus, au milieu de la gélatine de Wharton, on ne rencontre pas de traces de l'ouraque, qui fait défaut en même temps que la vessie.

(1) *Bullet. Soc. anat.* Paris, 1850, p. 186.

par Houel à la Société d'Anatomie de Paris, vient à l'appui de notre manière de voir : il s'agissait d'un spina-bifida qui, chez un fœtus, avait refoulé en avant et en haut le sacrum, avait déterminé un effacement de la cavité pelvienne et, comme conséquence, une impossibilité pour les viscères pelviens de se développer : d'où absence de rectum et de vessie.

Il est pourtant permis de faire ici une objection. Le rectum ne pouvant former l'allantoïde, pourquoi celle-ci ne se développerait-elle pas aux dépens d'une autre portion du tube intestinal? Sur le symélien sujet de cette étude et sur un sirénomèle disséqué aux laboratoires de la Faculté, nous avons vainement cherché sur la longueur du canal intestinal un rudiment quelconque de conduit allantoïdien; il n'en existait aucune trace. D'ailleurs l'existence de l'allantoïde n'eût-elle pas dû se révéler par la présence d'un conduit, soit dans les éléments du cordon, soit au niveau de l'ombilic? Or, les dissections entreprises à cet égard ne nous ont révélé aucun vestige d'ouraque.

C'est donc un fait bien avéré : il n'existe pas chez les syméliens de traces d'allantoïde. L'absence fréquente du rectum, l'étroitesse constante ou l'absence du petit bassin, la non-existence de la vessie et de l'ouraque sont des preuves sérieuses du non-développement de cette enveloppe fœtale.

Mais ici le problème devient obscur. L'allantoïde ne se formant pas, comment a pu se développer le placenta? Il est logique, *a priori*, de supposer qu'une autre enveloppe a rempli le rôle que joue normalement l'allantoïde, qu'elle a dû suppléer celle-ci. Y a-t-il donc des preuves qui nous permettent d'avancer cette hypothèse?

Il y a auparavant deux questions à résoudre :

1° Parmi les placentaires, en est-il chez qui l'allantoïde ne prend pas part à la formation du placenta?

2° Si le fait existe, quelle est la membrane chargée du rôle de l'allantoïde? Comment se fait cette suppléance?

Il est un fait général, absolument accepté par les auteurs, c'est que l'allantoïde, chez les Mammifères concourt exclusivement à la formation du placenta. Pourtant cette règle souffre quelques exceptions sur lesquelles nous nous permettrons d'insister.

Chez les Marsupiaux [1], l'allantoïde est atrophiée, et c'est le sac vitellin qui paraît contribuer au développement du placenta. Les recherches d'Owen [2] ont fixé la science sur ce point. Étudiant cette importante question sur le Macropus major (marsupial), cet auteur eut l'occasion « d'observer, une première fois, que l'embryon » était enveloppé dans un amnios réfléchi sur le pédon- » cule du sac vitellin, qui était attaché par un pédicule » filiforme près de l'extrémité de l'iléon ; ce sac vitellin » était grand et vasculaire et rattaché au système vascu- » laire du fœtus par une artère et deux veines vitellines. » Il adhérait en partie, surtout sur un point, à la mem- » brane subzonale. On n'observait pas d'allantoïde.

» Chez un fœtus un peu plus âgé, il y avait une » petite allantoïde pourvue de deux artères et d'une » veine allantoïdiennes : elle était entièrement libre et » non attachée à la membrane subzonale. Le sac vitellin » était beaucoup plus intimement attaché à la membrane

(1) Pour ce qui est des Monotrêmes, on ne sait rien de précis au sujet de la formation et de la fonction des enveloppes fœtales. Owen, dans ses minutieuses recherches, a trouvé des œufs libres dans l'utérus d'un ornithorhynque ; on ne sait pas exactement si, chez ces animaux, il existe un placenta véritable.

(2) *Comparat. anatomy of Vertebrates*, III, p. 717 et suiv. London, 1868.

» subzonale que chez l'embryon plus jeune. » (Balfour, p. 222, t. II.)

Rengger, cité par Owen, donne du développement du *Didelphis azaræ,* une description qui paraîtrait impliquer qu'une *adhésion vasculaire s'établit entre les parois utérines et la membrane subzonale.*

Cette description paraît trop vague pour avoir une valeur quelconque dans la détermination de la nature des membranes fœtales.

Néanmoins, il ressort des trois faits que nous venons de signaler que le placenta se forme chez certains animaux sans le concours de l'allantoïde.

Plus récemment, Osborn (1) a signalé trois cas que nous croyons devoir rapporter. Dans les deux premiers (fœtus de sarigue et de kanguroo), l'embryon présentait un sac vitellin vascularisé par deux artères et une veine vitellines et accolé par sa base à la membrane subzonale. Dans toute l'étendue de cette aire, l'œuf adhérait à l'utérus par des villosités non *vasculaires et formées seulement par la membrane subzonale.* L'allantoïde *était petite et sans relations avec les autres membranes....*

Le troisième cas est celui d'un petit marsupial australien indéterminé; ici, le sac vitellin adhérait à la membrane subzonale, dans les villosités de laquelle il envoyait des anses vasculaires.

L'allantoïde, très vasculaire, adhérait également par son extrémité à la membrane subzonale, mais la surface d'adhérence était sans villosités.

De ces quelques observations, il semble assez logique de conclure avec Osborn que les marsupiaux possè-

(1) H. F. Osborn. Observations upon the fœtal membranes of the opossum and other Marsupials. Quart. *Journal of Microscopic Science,* 1883. (Trad. de Balfour, p. 223, t. II.)

dent un véritable placenta formé par le sac vitellin; quant à prétendre que l'allantoïde prend aussi une part, minime il est vrai, à la formation de ce même placenta, c'est une hypothèse, fort contestable, qu'aucun fait n'appuie, et nous nous éloignerons sur ce point de l'opinion de l'auteur, pensant que des observations absolues, indiscutables, sont nécessaires pour avancer la théorie de la coexistence d'un placenta vitellin et d'un placenta allantoïdien.

Cette coexistence, au dire de Balfour, se rencontrerait chez des Mammifères supérieurs, chez les Rongeurs, surtout chez le lapin. « Le fait que chez les marsupiaux » le sac vitellin et l'allandoïde prennent, l'un et l'autre, » part à la vascularisation du chorion, rend *a priori* » probable que tel était aussi le cas dans les types pri- » mitifs de placentaires, et cette déduction est confirmée » par le fait que chez les Rongeurs, les Insectivores et » les Chiroptères, les membranes fœtales présentent » réellement cette disposition [1]. »

Ce sont là plus de preuves qu'il n'en faut pour résoudre les deux questions que nous nous étions posées :

1° Il existe des animaux chez qui l'allantoïde ne concourt pas à la formation du placenta;

2° Chez ceux-ci, le sac vitellin supplée l'allantoïde; une ou deux artères, une ou deux veines vitellines sont chargées des échanges nutritifs entre la mère et le fœtus.

Peut-on directement conclure de ce fait anatomique à ce qui s'est passé chez notre monstre symèle, admettre que la vésicule ombilicale a remplacé dans ses fonctions l'allantoïde qui n'existait pas? Être absolu dans l'affirmative, serait, croyons-nous, agir antiscientifiquement.

[1] Fr. Balfour. *Traité d'Embryologie et d'Organogénie comparées* (Trad. H. A. Robin et F. Mocquard), 1885, t. II, p. 245.

C'est tout au plus si une hypothèse est permise sur ce point. Les preuves matérielles font défaut; il eût fallu suivre le développement de ce fœtus et noter les diverses phases de l'évolution et de la formation du placenta, ce qui, comme on le comprend, était impossible. Nous pensons cependant établir un rapprochement entre les cas que nous avons signalés plus haut et l'anomalie de ce symélien. L'allantoïde, sous l'influence d'une cause mécanique ou autre, ne pouvant se développer, ainsi que nous l'avons admis, la circulation omphalo-mésentérique aurait persisté chez le fœtus et c'est celle qui aurait remplacé la circulation allantoïdienne.

Ainsi peut-être se trouverait expliquée la présence d'une seule artère dans le cordon ombilical des syméliens; l'artère qui persisterait serait l'artère omphalo-mésentérique. Ce vaisseau a, chez la plupart des syméliens, la place qu'il occupe normalement chez les fœtus avant sa disparition : il naît de l'aorte environ au niveau du milieu du corps du fœtus (il semblerait plus vraisemblable de dire, d'après les deux dissections de syméliens que nous avons faites, que l'aorte se bifurque donnant naissance à l'omphalo-mésentérique plus volumineuse et à une deuxième branche plus grêle, impaire, médiane, qui serait l'aorte descendante). La situation de cette artère, son lieu d'origine ne nous permettent pas, en effet, d'admettre qu'elle résulte de la fusion des deux ombilicales (1).

(1) Nous avions déjà émis cette opinion à la Société d'Anatomie et de Physiologie de Bordeaux, lorsque parut le mémoire de Gebhardt. Cet auteur estime que l'artère unique des syméliens est bien l'omphalo-mésentérique, mais il s'éloigne de notre opinion en prétendant que l'absence des artères ombilicales est due à la compression qu'exercent sur la paroi abdominale les membres inférieurs soudés et fléchis fortement (??) autour de l'articulation sacro-iliaque.

Telles sont les quelques idées que nous avions l'intention d'émettre sur cette question, à peine ébauchée, de l'origine du placenta chez les syméliens; c'est sous toutes réserves, nous le répétons, que nous avons émis notre hypothèse.

Nous souhaitons vivement que des faits plus nombreux viennent apporter un jour nouveau à ce point obscur de la tératologie et qu'il soit alors possible de bâtir une théorie définitive (1).

(1) Hecker (*Klin. der Geb.*, 1861-1864), Hartmann (*Arch. für Gyn.*, 1870) Carl Ruge, ont signalé des cas de persistance de vaisseaux omphalo-mésentériques après la naissance.

V

Des causes de la Symélie.

Nous n'insisterons pas longuement sur l'historique de cette question. Nous avons déjà, au début de ce travail, sommairement montré quelle part on accordait au merveilleux dans l'explication des diverses monstruosités et comment des esprits sérieux s'étaient mis à la merci de légendes absurdes, de conceptions fantastiques. Avec Régis, avec Littré, avec Duverney, avec Méry, et surtout après les discussions de Lémery, de Vinslow, d'Haller, la tératologie sortit de l'obscurité où elle était restée plongée jusque-là et parut suivre sa vraie voie. (Voir Geoffroy Saint-Hilaire, p. 481, t. I.)

Au commencement de ce siècle, quatre esprits éminents accentuèrent le mouvement scientifique en tératologie : ce furent Meckel, les deux Geoffroy Saint-Hilaire et Cruveilhier. Les deux derniers surtout, laissant de côté ce fatras de préjugés qui régnaient encore à cette époque, tentèrent d'édifier des théories sérieuses qui devaient servir de point de départ aux recherches ultérieures.

Aussi commencerons-nous par ces auteurs l'étude historique des causes de la symélie.

Meckel, pour expliquer la formation des anomalies qui caractérisent les monstres syméliens, avait tenté de faire revivre l'ancienne hypothèse de la *monstruosité originelle* et la regardait même comme incontestablement vraie en se basant sur l'impossibilité où l'on était de puiser sur ce point une explication satisfaisante dans la théorie de la formation accidentelle des monstruosités. Dans son *Traité de Tératologie*, I. Geoffroy Saint-Hilaire ne partage pas cette manière de voir. Préférant s'abstenir de toute hypothèse, il s'en remet aux résultats des recherches à venir.

Dans son *Traité d'Anatomie pathologique générale*, publié en 1840, Cruveilhier propose d'expliquer ces vices de conformation en admettant que, dans les premiers temps de la vie intra-utérine, les deux membres inférieurs et le bassin ont été soumis à une compression ou mieux à deux forces agissant successivement ou simultanément; l'une imprimant à chacun des deux membres un mouvement de rotation en sens opposé sur leur axe, de dedans en dehors et d'avant en arrière (de telle manière que leur face postérieure serait devenue antérieure et réciproquement); l'autre en pressant ensuite fortement les deux membres l'un contre l'autre au point de déterminer leur fusion. Dans ce mécanisme la fusion des membres inférieurs pourrait être plus ou moins complète suivant que la cause compressive aurait agi avec plus ou moins d'intensité.

Cette explication de Cruveilhier, renouvelée des anciens et se rapprochant singulièrement de la théorie d'Hippocrate, est à peu près généralement admise. Mais à quelle cause attribuer une semblable pression? Ce même auteur croyait pouvoir l'expliquer par des contractions insolites de l'utérus. Or, ces contractions, en raison même de leur intermittence forcée, ne peuvent être rendues positivement responsables.

En 1869, M. Julliard (de Genève) publia dans les *Comptes rendus de la Société de Biologie* la description anatomique d'un monstre appartenant au genre symèle.

Après avoir décrit les anomalies viscérales, M. Julliard, donnant une description un peu vague du système musculaire, constate simplement que les muscles des régions antérieure et externe, ayant subi une sorte de translation, sont venus se grouper à la partie postérieure où ils constituent une saillie assez considérable. Par contre, les muscles de la région interne, dont les deux adducteurs profonds font défaut, se sont fixés à la partie antérieure.

Se basant sur cette description, M. Julliard émet sur la symélie l'hypothèse de la convergence (à la fin de la quatrième semaine) des deux petits bourgeons qui représentent l'origine des membres inférieurs. Quant à la cause de cette convergence, l'auteur avoue qu'elle lui est complètement inconnue. De plus, la soudure des membres inférieurs entraînerait, d'après lui, les anomalies viscérales. Enfin, pour rendre compte de l'inversion des membres, M. Julliard invoque la disposition des muscles :

« Le renversement en dehors des membres abdomi-
» naux est produit, selon nous, par l'action de la masse
» musculaire postérieure qui a pour effet de tirer les os
» en dehors et en arrière et cela d'autant plus énergi-
» quement qu'il n'y a pas à la face antérieure de mus-
» cles capables de résister à cette action.

» Il se produit alors une déviation tout à fait semblable
» à celle que l'on observe dans certaines paralysies
» musculaires partielles, notamment dans les paralysies
» saturnines des extenseurs des poignets et des doigts. »

Comme il est facile de le voir, la théorie de M. Julliard manque de rigueur scientifique. Qu'il y ait convergence des deux bourgeons primitifs, le fait n'est pas douteux, puisque la symélie n'est, en somme, que le développement des deux bourgeons fusionnés probablement avant la différenciation des tissus.

La question capitale est la cause de cette convergence, et c'est le point laissé obscur. Un autre détail qui a ici son importance, c'est la cause du groupement des muscles à la partie postérieure des membres abdominaux. Quant à leur action sur les mouvements de rotation, il eût été nécessaire d'en donner une explication détaillée et mécanique, basée sur les insertions réelles et bien déterminées de chaque muscle en particulier.

Du reste, il faudrait, pour adopter la théorie de Julliard, admettre :

1° Que ces muscles puissent se contracter au début de la vie intra-utérine, à l'époque où se manifeste le développement des bourgeons des membres, ce qui est inexact;

2° Que ces muscles puissent se contracter assez énergiquement pour imprimer les mouvements exagérés de rotation qui se remarquent chez les syméliens, ce qui est invraisemblable et impossible, vu l'objection précédente;

3° Que ces muscles agissent contre leur ligne de contraction normale. Suivant M. Julliard, les muscles extenseurs de la jambe sur la cuisse ou les fléchisseurs, devenant subitement rotateurs sous l'influence d'une cause inconnue, entraîneraient les membres inférieurs en arrière! Mais c'est une hypothèse contraire à toutes les lois anatomiques reçues; nous n'y insisterons pas.

M. Julliard parle bien de paralysies partielles bilatérales, mais, outre que c'est là de la fantaisie pure, puisque cette hypothèse n'est basée sur aucune preuve, on ne comprend pas très bien comment ces muscles agiraient suffisamment pour entraîner une déformation absolue du membre et changeraient eux-mêmes leurs points d'insertion.

Nous le répétons, c'est là une théorie qui ne repose sur aucune preuve sérieuse. Nous la rejetterons.

A l'époque où Julliard publiait ses observations, Dareste soumettait à l'Académie des Sciences les recherches qu'il avait faites sur la production des monstres. Plusieurs communications ont été successivement présentées à la savante Compagnie. Nous allons passer en revue les conclusions développées dans le *Journal de l'Anatomie et de la Physiologie,* 1882. « Les membres » apparaissent, des deux côtés du corps, sous forme de » bourgeons cellulaires; les bourgeons, absolument » semblables au début, s'allongent peu à peu, puis ils se » segmentent et leurs segments s'infléchissent les uns » sur les autres. . . . .

» . . . .

» Supposons maintenant que l'amnios, au lieu de conti- » nuer à se développer en s'éloignant de l'embryon, » comme c'est l'état normal, reste appliqué contre lui, » les membres viendront se heurter contre un obstacle » qu'ils ne pourront déplacer. Leur évolution sera né- » cessairement modifiée. Tantôt ils s'arrêteront, totale- » ment ou partiellement, dans leur développement; » tantôt ils évolueront à peu près complètement, mais » en infléchissant leurs segments les uns sur les autres, » d'une manière anormale. . . . .

» . . . .

» Dans d'autres cas, ils s'associeront entre eux de diver- » ses manières, en produisant des anomalies plus ou » moins complexes, où les arrêts de développement se » combineront avec les déviations. Il y a même des cas » où les membres postérieurs, frappés à la fois d'arrêt

» de développement et de déviation en arrière, viendront s'unir sur la ligne médiane, en formant un » membre postérieur unique. On s'explique d'ailleurs » très bien la diversité de ces effets produits par une » cause unique, la pression contre l'amnios, par ses » divers degrés d'intensité, par la durée de son action » et aussi par son application plus ou moins étendue, » plus ou moins restreinte. »

Les conclusions de Dareste, loin d'être de simples vues de l'esprit, sont basées sur l'observation et sur un très grand nombre d'expériences. Après avoir passé en revue les différentes modifications survenant dans le développement des membres, cet auteur ajoute : « J'ai constaté » bien souvent ces faits sur les embryons d'Oiseaux. » L'observation qui a été le point de départ de ce travail prouve qu'ils se produisent de la même façon » chez les Mammifères. » Toutefois, cette théorie par compression de l'amnios est loin d'être admise par tous les auteurs.

Dans la *Revue médicale de la Suisse romande* (1883, p. 395) (1), MM. Stanislas Warynski et Hermann Fol, lui opposent de nombreuses objections; après avoir exposé leur méthode de recherches et leur manuel d'expérimentation, ils critiquent les théories du tératologiste français dans les termes suivants :

« Pour expliquer toutes ces anomalies par arrêt de développement de l'amnios, il faudrait de forts rétrécissements en forme de bride, étant données la minceur et l'élasticité de cette membrane. »

De plus, Dareste a rencontré un certain nombre de monstres chez lesquels l'amnios était dans des conditions

(1) *Recherches expérimentales sur la cause de quelques monstruosités simples et de divers processus embryogéniques.*

normales; mais il pense que l'amnios a exercé une pression temporaire et repris ensuite la forme régulière.

Ailleurs, ce même auteur dit avoir rencontré des phénomènes de pression chez les embryons dépourvus d'amnios. Comme ces recherches ont été faites chez les Oiseaux, cet auteur a pu invoquer, dans certains cas, une pression exercée par la membrane vitelline ou par la coquille de l'œuf; mais pour ce qui est des Mammifères l'explication est loin d'être donnée.

MM. Warynski et Hermann Fol considèrent comme principale l'action que Dareste croit, au contraire, exceptionnelle, c'est à dire la pression exercée par la membrane vitelline ou par la coquille de l'œuf. Mais ils n'émettent aucune opinion sur la question qui nous intéresse : la production des monstruosités chez les Mammifères.

Une autre théorie des anomalies des membres est la théorie pathologique basée sur les lésions du système nerveux. Dans le *Journal de l'Anatomie et de la Physiologie*, 1882, Dareste lui a adressé de justes critiques. Il a établi que les lésions nerveuses étaient plus probablement des effets que des causes des anomalies des membres. Dans les cas de pied-bot congénital, on a trouvé rarement des lésions scléreuses de la moelle; d'autre part, à la suite d'amputation d'une partie quelconque des membres, on trouve fréquemment des modifications, des atrophies consécutives au point du système nerveux correspondant.

On a également tenté d'expliquer certaines anomalies de développement des membres par de véritables amputations subies par l'embryon dans la vie intra-utérine. C'est la théorie qu'a soutenue notre éminent maître, M. le professeur Bouchard, au sujet de l'ectromélie;

pour cet anatomiste, le cordon ombilical, s'enroulant autour des bourgeons des membres, aurait sectionné ceux-ci sur une longueur plus ou moins grande (1).

L'hypothèse est fort soutenable pour l'ectromélie; mais, à notre avis, elle ne saurait être indiquée pour expliquer certaines formes de symélie, telle que la sirénomélie; elle ne rend pas compte de la fusion des os coxaux, de la rotation des membres inférieurs et de leur union plus ou moins intime. L'ectromélie n'a, au reste, aucune relation avec la symélie; elle n'en est point une variété; nombre de caractères l'en distinguent et, pour nous, l'un des plus importants est la disposition normale des os coxaux chez les ectroméliens.

La doctrine transformiste ne pouvait manquer de trouver une application en tératologie. Depuis longtemps les embryologistes ont reconnu la ressemblance que présentent, à un moment donné, tous les embryons des Vertébrés, de telle sorte qu'il serait à cette époque impossible de déterminer la classe ou le genre auxquels ils appartiennent. La théorie de la descendance, aidée de la théorie transformiste, a permis à Hœckel, dans son *Histoire de la Création naturelle,* de mettre en relief deux puissants facteurs d'anomalies, selon lui : l'hérédité latente ou atavisme et l'hérédité progressive. De là, deux variétés d'anomalies : *anomalies régressives*, rappelant un type zoologique inférieur, et *anomalies progressives,* visant le perfectionnement de l'espèce.

Il en est de la théorie transformiste comme de toutes celles que nous avons déjà passées en revue, c'est à dire qu'elle est loin d'être applicable à tous les cas. Nous avons vu, dans l'étude du placenta, que cette annexe du

(1) L'Homme-Tronc. (*Journ. de Méd. de Bordeaux,* 1885.)

fœtus, par son développement probable, se rapprochait du placenta des marsupiaux par certaines affinités. Mais en est-il de même du symèle tout entier? Nous ne le pensons pas. Quel type zoologique inférieur rappelle-t-il dans son ensemble? Aucun, assurément. La soudure des membres, les déviations, les malformations sont simplement des accidents. Une côte supplémentaire, une vertèbre en plus, un développement anormal du coccyx sont autant de particularités anatomiques qui peuvent rappeler un type ancestral.

Mais en est-il de même pour un pied-bot, un bec-de-lièvre? Évidemment non. Ce sont là des accidents survenus dans l'évolution formatrice pour une cause qui nous paraît être le plus souvent la compression, comme nous le dirons plus loin, partageant sur ce point l'avis de Dareste.

Ce ne sont plus là des cas où telle partie de l'embryon a évolué dans un sens différent de la normale, produisant alors des phénomènes d'atavisme, si cette disposition se rencontre dans la série zoologique, ou des phénomènes de transformisme si l'analogie ne peut se rencontrer dans l'échelle des êtres.

Nulle part, chez les Mammifères, on ne signale à l'état normal l'absence de reins et des autres parties de l'appareil urinaire. Si nous descendons dans l'échelle des êtres, Oiseaux, Reptiles, etc., nous ne trouverons pas de semblables organes, mais une nouvelle disposition de l'appareil lui-même, où l'organisation modifiée de l'animal tout entier sera appelée à y suppléer. Or, tel n'est pas ici le cas; absence totale d'un certain nombre d'appareils et d'organes, sans rien pour y suppléer; voilà ce que nous constatons. Nous croyons donc, pour ces raisons, devoir rejeter l'explication évolutionniste.

Nous nous rattachons à la théorie de Dareste qui nous paraît, en définitive, la plus acceptable, la plus logique; basée sur des preuves sérieuses, elle est la seule à donner des faits une explication rationnelle.

Dans l'observation du symèle, nous n'avons point eu, il est vrai, l'occasion de constater l'adhérence complète de l'amnios avec la peau de l'embryon, comme dans un cas communiqué par G. Pouchet à Camille Dareste. Mais il ressort des recherches de ce dernier auteur que les adhérences ou les brides amniotiques ne sont pas indispensables pour la production des monstruosités.

« Supposons, dit simplement Dareste, que l'amnios » au lieu de continuer à se développer en s'éloignant de » l'embryon, comme c'est l'état normal, reste appliqué » contre lui, les membres viendront se heurter contre » un obstacle qu'ils ne peuvent déplacer. Leur évolution » sera nécessairement modifiée, etc., etc. »

C'est cette simple cause, c'est à dire *l'application de l'amnios contre l'embryon,* que nous croyons pouvoir invoquer nous-mêmes.

A l'observation des annexes du fœtus, les membranes nous ont paru normales dans leurs dimensions et leur structure.

Mais un détail sur lequel nous insistons ici, c'est la quantité minime du liquide amniotique (1). C'est à peine

(1) Sans vouloir entrer dans une discussion de l'origine du liquide amniotique, nous croyons pouvoir affirmer, par notre observation, qu'il n'est pas essentiellement d'origine fœtale. Une théorie, encore répandue, est celle de la formation du liquide amniotique par sécrétion urinaire et l'excrétion de l'urine du fœtus dans la cavité de l'amnios. Cette opinion est complètement infirmée par l'état anatomique du fœtus symèle dont les organes urinaires (aussi bien sécréteurs qu'excréteurs) faisaient tout à fait défaut. Nous ajouterons, en outre, qu'il est aujourd'hui démontré que le fœtus sécrète de l'urine. Nous voyons

s'il s'en est écoulé 300 grammes à la rupture de la poche des eaux.

C'est là une quantité insuffisante pour remplir la poche amniotique jusqu'à tension des parois; or, ce liquide, entraîné par la pesanteur dans les régions déclives, a permis à la région supérieure de l'amnios de s'affaisser, pour ainsi dire, sur l'embryon en le comprimant.

Comment donc a agi cette compression? Comment a-t-elle pu entraîner la déviation des membres inférieurs, la rotation externe chez notre symélien? Quelle est la nature, quelle est au juste l'origine de cette compression?

I. Geoffroy Saint-Hilaire avait déjà vaguement parlé de compression (1). Cruveilhier admit l'influence d'une pression, dont il ignorait du reste la nature, pression qui se serait exercée sur le bassin et sur les grands trochanters et qui aurait entraîné la rotation en dehors. Selon Cruveilhier, il s'agissait d'une force active qui faisait pivoter le membre de 90° et le plaçait en rotation externe.

Nous ne croyons pas devoir faire jouer à la poche amniotique incomplètement développée un rôle actif. Elle nous paraît plutôt avoir une influence passive; c'est un véritable obstacle mécanique au développement des membres. Quelques explications d'embryologie sont à ce sujet nécessaires.

cependant qu'un fœtus a pu vivre, jusqu'au huitième mois de la vie intra-utérine, totalement privé de cette fonction. C'est là une observation qui prouve que la physiologie du fœtus est éminemment complexe et encore peu connue sur plusieurs points.

(1) Nous ne nous arrêtons pas ici aux vieilles théories de Lévy et Beneke (influence de l'atrophie d'une artère ombilicale sur les modifications du membre abdominal) ni de Serres (affinité du soi pour soi) dont la science a fait justice.

Jusqu'au commencement du troisième mois de la vie intra-utérine, les bourgeons des membres ont une orientation identique; les articulations du coude et du genou regardent en dehors; bientôt un mouvement de torsion de 90° s'opère dans les membres, mais tel que le côté de la flexion va regarder en avant pour le supérieur, en arrière pour l'inférieur; le mouvement exécuté par le membre supérieur a été l'inverse de celui qu'a opéré l'inférieur.

De ce fait embryologique découle une conséquence importante. Admettons que les feuillets de la poche des eaux, incomplètement développés, restent appliqués sur les membres, ceux-ci se trouveront gênés dans leur mouvement de torsion; ils pourront rester fixés, immobilisés dans leur situation primitive et leur développement se fera par la suite dans la position qu'ils occupaient au début de la vie intra-utérine, c'est à dire la rotation externe. Les pieds, qui n'auront pu suivre les segments supérieurs dans ce mouvement, resteront eux aussi fixés dans leur orientation première, et se regarderont par leur face plantaire (pied-bot varus).

Telle est l'explication que nous avons cru devoir adopter; la rotation externe bilatérale, chez notre symélien, est liée à une fixation des membres abdominaux dans leur situation primitive, dépendant elle-même d'un défaut de développement de la poche des eaux.

Il est toutefois possible d'invoquer une deuxième hypothèse; nous l'avons déjà soulevée plus haut en traitant de la déviation du bassin; la rotation externe des membres inférieurs ne serait-elle pas sous la dépendance de la déviation de l'os coxal? Il est de règle, en effet, d'observer chez les syméliens un aplatissement de l'iléon et une soudure plus ou moins prononcée des branches ischio-pubiennes. L'os iliaque, d'après cette hypothèse, pourrait pivoter sous l'influence d'une pression quelconque; il basculerait, en quelque sorte, comme un levier; ses portions supérieures s'étaleraient (iléons); ses portions inférieures se rapprocheraient, viendraient s'unir et même se fusionner (ischion, pubis). Dans ce mouvement, la cavité cotyloïde se trouverait elle-même déplacée, entraînée en arrière; les membres inférieurs suivant ce mouvement, pivoteraient eux-mêmes en dehors et se mettraient en rotation externe.

Tout en tenant compte de l'influence que peut avoir la déviation ou l'arrêt de développement du bassin, sur lequel nous allons revenir, nous ne croyons pourtant pas cette hypothèse suffisante. Il résulte, en effet, d'expériences que nous avons entreprises que, si une rotation de 90° des membres abdominaux était sous la dépendance d'un déplacement de la cavité cotyloïde, celle-ci devrait se trouver rejetée à la partie postérieure du bassin, au-dessous du sacrum; or, chez notre symélien, il n'en était pas ainsi et pourtant il existait une rotation externe de 90° des membres inférieurs.

Au sujet de cette malformation de l'os coxal chez les syméliens, E. Fischer et Gebhardt ont fait valoir une hypothèse fort ingénieuse :

« D'après Fischer, l'os iliaque normal tourne sur l'axe » étendu du milieu de la crête iliaque à la cavité coty- » loïde, ce qui explique la forme en S très accusée au » niveau de la crête iliaque. Chez les sirènes, cette rota- » tion n'a pas lieu; les deux os iliaques sont presque » parallèles; la crête iliaque a la forme d'un S; les » épines iliaques antérieures et supérieures sont plus » ou moins dirigées en bas et en arrière. Pour ma part,

» je crois que les os iliaques n'ont pas subi de mouve- » ments de rotation, comprimés qu'ils sont par l'am- » nios. » (Gebhardt, *loc. cit.*)

Si séduisante que soit cette théorie, elle n'explique cependant pas la soudure des branches ischio-pubiennes très prononcée chez certains sirénomèles. L'os coxal, gêné dans son développement, ne pivoterait-il pas selon le mécanisme indiqué plus haut, de façon à mettre en contact ses branches ischio-pubiennes, contact qui irait jusqu'à la fusion, suivant le degré d'atrophie de la poche amniotique? Le problème est trop difficile, trop hypothétique pour qu'il soit possible d'en donner la solution définitive.

Nous avons vu l'amnios brider en avant et en arrière les membres inférieurs; mais l'obstacle peut aussi agir sur les parties latérales; les membres auront alors de la tendance à se rapprocher l'un de l'autre, à se fusionner; c'est ce qui se manifeste à un degré plus élevé de la symélie: dans la sirénomélie. Chez notre symélien, il n'y avait point fusion osseuse; il y avait fusion musculo-tégumentaire des segments fémoraux. Nous en avons vu plus haut l'origine spéciale.

L'amnios peut encore jouer son rôle d'obstacle de bas en haut et gêner, voire empêcher le développement des segments inférieurs; nous n'avons pas constaté cette anomalie chez le monstre que nous avons étudié, mais ce fait se remarque chez tous les sirénoméliens proprement dits: un seul pied peut faire défaut, ou bien les deux peuvent manquer (apodie); dans certains cas, le segment jambier peut subir une réduction de longueur (cas de Gebhardt), ou même disparaître.

Ce sont là des faits très curieux et fort importants pour la classification qui va suivre.

VI

De la classification des Syméliens.

Bien des tentatives de classification ont été faites après Geoffroy Saint-Hilaire; malgré tous ces efforts, l'œuvre du savant français est généralement restée employée dans la science : « Excellent guide pour le » chercheur, elle a été, à ce point de vue, un » grand perfectionnement apporté dans la science [1]. » (Princeteau.)

La classification de G. Saint-Hilaire offre pourtant bien des desiderata à combler; sur nombre de points, les caractères extérieurs des monstruosités, décrits quelquefois à la légère, servent de types généraux pour fonder une famille ou créer un genre; il en résulte souvent de la confusion dans les mots et de l'embarras dans la désignation de certains types aberrants.

Prenons comme exemple le sujet de notre étude : la Symélie. Geoffroy Saint-Hilaire range cette famille dans l'ordre des Autosites et la divise, ainsi que nous l'avons vu, en trois genres : les Syméliens proprement dits, les Sirénoméliens et les Uroméliens. Pour bâtir cette classification, G. Saint-Hilaire s'est simplement fondé sur les caractères extérieurs de ces monstruosités et a eu recours à des comparaisons hasardées; les différences anatomiques, seules aptes à trancher cette distinction, ont été complètement laissées de côté; c'est ici, précisé-

[1] *Progrès de la Tératologie depuis I. Geoffroy Saint-Hilaire.* Th. concours 1886.

ment, le grand défaut de l'œuvre du tératologiste français; aussi a-t-on vu les auteurs désigner indifféremment sous le nom de *Sirénomélie*, des cas de vulgaire symélie, appeler même *Phocomélie* des monstruosités qui ne ressemblaient en rien au type décrit par G. Saint-Hilaire. Cruveilhier ne préférait-il pas donner aux Syméliens le nom de *Sirénoméliens*, sous l'agréable prétexte que ce dernier terme était plus « pittoresque »?

D'autre part, il est des cas de monstruosités qui s'éloignent, par leurs caractères anatomiques, des types classiques décrits par G. Saint-Hilaire. Leur donnera-t-on plutôt le nom de *Syméliens* que celui de *Siréniens* ou d'*Uroméliens?* Sans aller plus loin, quelle dénomination conviendrait-il d'accorder au monstre, objet de ce travail, qui ne rentre exactement dans aucun des genres de G. Saint-Hilaire, qui n'a du Symélien que la fusion des ischions et des pubis, de l'Uromélien que la rotation externe sans fusion des segments osseux abdominaux?

Nous avons cru bon, pour éviter ces confusions et ces difficultés, de modifier la classification des Syméliens telle que l'a établie G. Saint-Hilaire. Nous avons tâché de trouver parmi les vices de conformation de ces monstres le plus constant, celui qu'on rencontre le plus souvent dans les dissections, celui qui peut exister à l'exclusion des autres; nous en avons fait le type de la famille et nous avons groupé autour de lui des genres établis d'après le degré plus ou moins tranché de symélie.

La symélie ne saurait être acceptée comme un de ces faits constants; la fusion des membres peut être incomplète ou même faire totalement défaut : chez notre monstre, les segments osseux abdominaux étaient, contrairement à la règle, entièrement distincts; les cavités cotyloïdes n'étant pas venues au contact sur la ligne médiane, les têtes des fémurs étaient séparées par un large intervalle. Il y avait bien une union musculo-tégumentaire des deux segments fémoraux, mais cette anomalie était liée à des causes indépendantes de la symélie proprement dite, causes sur lesquelles nous avons insisté plus haut.

Chez tous les Syméliens, il existe en revanche une anomalie constante : c'est l'union, partielle ou totale, des os coxaux. « La lésion du bassin, écrivait Cruveilhier, » domine toutes les lésions des membres pelviens. » L'observation vérifie entièrement cette assertion. Cette anomalie peut coexister avec l'union des segments abdominaux ou en être indépendante : notre fœtus en est une preuve. Nous avons donc cru devoir faire jouer à cette lésion, que nous regardons comme fondamentale, un rôle important dans notre classification, et nous l'avons choisie comme le type de la famille ; nous lui avons réservé le nom de *Syncoxie.*

Nous venons de dire que cette syncoxie pouvait exister seule ou bien s'accompagner de fusion des membres pelviens, de *symélie;* il y a donc lieu d'établir deux genres : les Syncoxiens proprement dits et les Syncoxo-Syméliens ou Syméliens, puisqu'il est sous entendu que la symélie est toujours associée à la syncoxie.

La symélie, d'autre part, peut exister sur toute la longueur des segments osseux, quel qu'en soit le nombre, laissant tous ces segments absolument indivis, ou bien ne se manifester que sur une paire de segments osseux, laissant indemnes les deux autres, ou sur deux paires de segments, laissant libre la troisième :

Dans le premier cas, la symélie sera dite *symélie totale;* dans le deuxième, *symélie partielle.*

Ces deux espèces de symélie se divisent à leur tour en variétés.

Symélie totale. — Les trois paires de segments osseux sont unies sur toute leur longueur ; il existe dix orteils ; c'est la ***symélie totale trisegmentaire.*** Cette symélie trisegmentaire peut coexister avec l'absence d'un pied. On n'observe que cinq orteils ou un nombre moins considérable ; c'est la ***symélie trisegmentaire totale avec monopodie.***

Les deux pieds peuvent disparaître ; il n'existe donc plus que deux paires de segments unies sur toute leur longueur ; nous avons une ***symélie totale bisegmentaire.***

En dernière hypothèse, les segments jambiers disparaissent ; les segments fémoraux fusionnés persistent seuls ; nous aurons une ***symélie totale unisegmentaire.***

Symélie partielle. — Dans cette espèce, une ou deux paires segmentaires restent libres, l'autre ou les autres étant fusionnées, d'une manière plus ou moins complète, sur la ligne médiane.

On peut distinguer dans la symélie partielle deux variétés :

1° Deux paires segmentaires s'unissent sur la ligne médiane, la troisième restant libre. Nous aurons la *symélie partielle bisegmentaire ;*

2° Une seule paire s'unit ; les deux autres restent libres. Nous désignerons cette variété sous le nom de *symélie partielle unisegmentaire ;* un exemple très net est celui de Maier *(loc. cit.)* : les segments fémoraux étaient fusionnés sur la ligne médiane, les segments jambiers et pédieux étaient indemnes de toute union.

Cette symélie partielle unisegmentaire peut coexister avec la monopodie ; le cas, croyons-nous, n'a pas été signalé. Elle peut aussi exister avec l'apodie. Un cas de Gebhardt en est un exemple frappant : les segments fémoraux sont fusionnés; les segments jambiers sont libres; il n'existe pas de pieds.

Nous pouvons grouper dans le tableau ci-dessous ces différents genres, espèces et variétés.

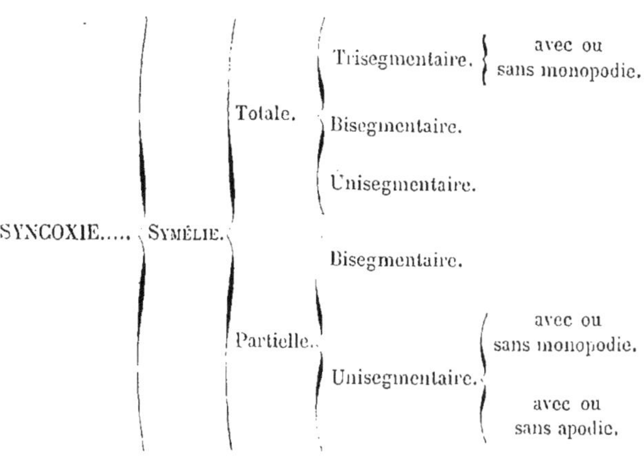

Il est facile de voir que dans ce tableau rentrent les genres décrits par Geoffroy Saint-Hilaire. La symélie proprement dite, caractérisée par la soudure des trois paires segmentaires abdominales avec existence d'un double pied, n'est autre que la symélie totale trisegmentaire, sans monopodie. L'uromélie, où il n'est permis que de voir un seul pied à l'extrémité des membres fusionnés, est la symélie totale trisegmentaire avec monopodie. Enfin, la sirénie rentre dans le groupe des symélies totales bisegmentaires.

La division que nous avons adoptée nous permet de classer des anomalies qui n'eussent pas trouvé place dans la classification de G. Saint-Hilaire ; nous voulons parler des symélies partielles, qui sont loin d'être rares. Enfin, le fœtus dont nous avons fait la description anatomique dans cette étude peut être considéré comme un syncoxien proprement dit, puisque la fusion des ischions et des pubis existait chez lui à l'exclusion de toute symélie osseuse inférieure; c'est le type le plus simple de toute cette famille tératologique, celui qui se place au premier rang parmi tous les monstres de cette espèce.

G. Saint-Hilaire avait lui-même reconnu la nécessité d'élargir le cadre trop étroit de sa classification des Syméliens; à propos du cas de Maier, il s'exprimait, en effet, en ces termes : « Un quatrième genre paraît devoir s'ajouter aux trois groupes que je désigne sous les noms de *symèle, uromèle, sirénomèle*..... Le nouveau genre à établir offrirait, évidemment, des conditions moins anormales que tous les autres Syméliens, et se placerait en tête de la famille (1). »

En présence de cas nouveaux non décrits, notre intention a été justement de compléter, en l'agrandissant, la division des Syméliens établie par I. Geoffroy Saint-Hilaire, de la faire autant que possible reposer sur des bases anatomiques, partant plus précises, et de rendre ainsi moins confuse la question de la symélie.

En terminant, qu'il nous soit permis de remercier à nouveau notre maître, M. le professeur Moussous, de l'empressement avec lequel il nous a ouvert les portes du laboratoire de la Clinique obstétricale, pour entreprendre nos recherches sur un sujet dont il avait bien voulu nous confier l'étude.

(1) *Loc. cit.*, t. II, p. 238.

TABLE DES MATIÈRES

Bordeaux. — Imp. G. GOUNOUILHOU, rue Guiraude, 11.

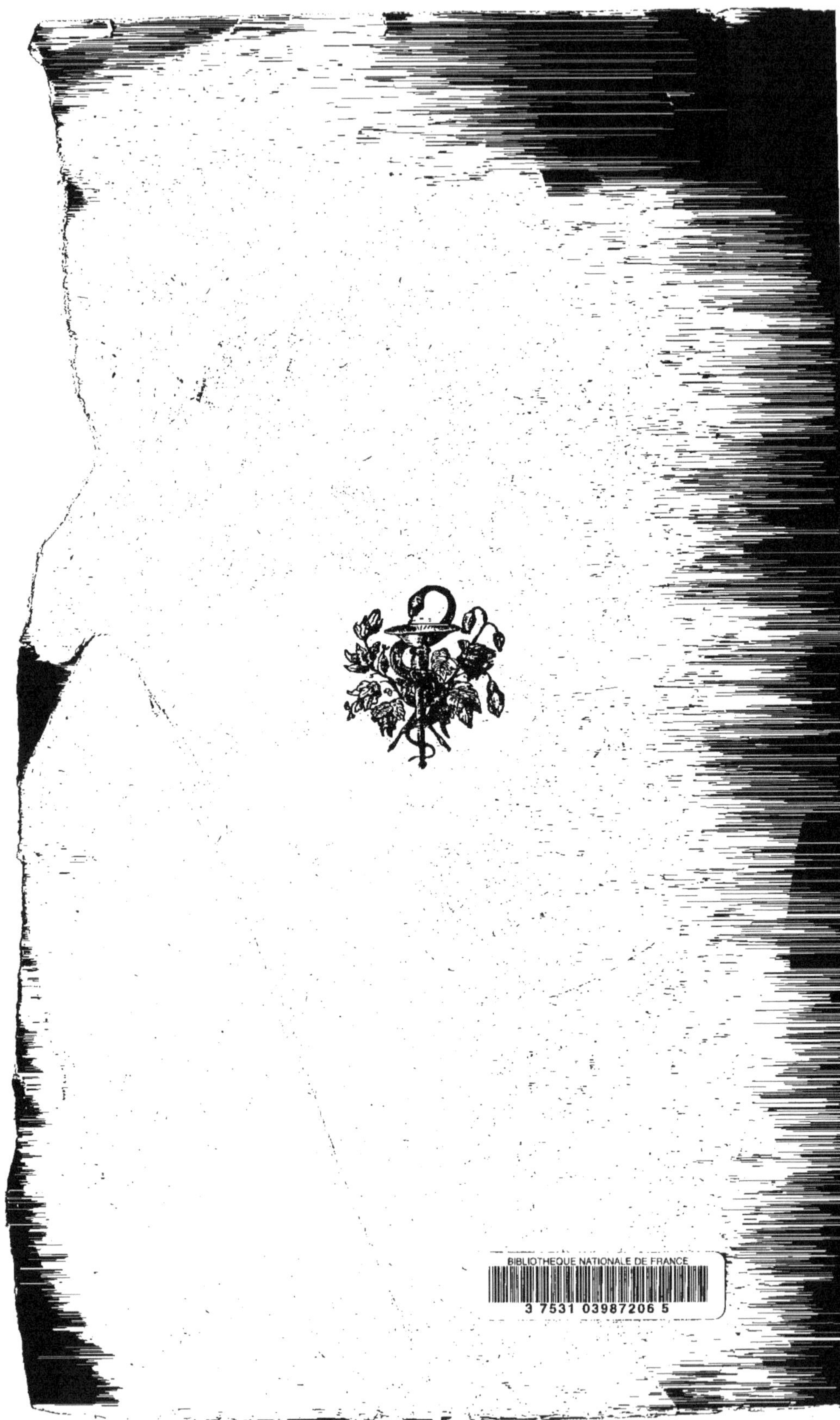

www.ingramcontent.com/pod-product-compliance
Ingram Content Group UK Ltd.
Pitfield, Milton Keynes, MK11 3LW, UK
UKHW021222230726
13926UKWH00003B/1176

9 782014 434439